围手术期疼痛
多学科管理

主　审　黄宇光（北京协和医院麻醉科）
　　　　　王　杉（北京大学人民医院胃肠外科）

主　编　冯　艺（北京大学人民医院麻醉科）
　　　　　王　俊（北京大学人民医院胸外科）
　　　　　王　泠（北京大学人民医院护理部）

副主编　张熙哲（北京大学人民医院麻醉科）
　　　　　林剑浩（北京大学人民医院骨关节科）
　　　　　何　苗（北京大学人民医院麻醉科）

人民卫生出版社

图书在版编目（CIP）数据

围手术期疼痛多学科管理 / 冯艺，王俊，王泠主编 . —北京：
人民卫生出版社，2017

ISBN 978-7-117-25437-3

Ⅰ. ①围… Ⅱ. ①冯…②王…③王… Ⅲ. ①围手术期 – 疼痛
Ⅳ. ①R619

中国版本图书馆 CIP 数据核字（2017）第 264511 号

人卫智网	www.ipmph.com	医学教育、学术、考试、健康，购书智慧智能综合服务平台
人卫官网	www.pmph.com	人卫官方资讯发布平台

围手术期疼痛多学科管理

主　　编：冯　艺　王　俊　王　泠
出版发行：人民卫生出版社（中继线 010-59780011）
地　　址：北京市朝阳区潘家园南里 19 号
邮　　编：100021
E - mail：pmph @ pmph.com
购书热线：010-59787592　010-59787584　010-65264830
印　　刷：北京盛通印刷股份有限公司
经　　销：新华书店
开　　本：787 × 1092　1/16　　印张：8
字　　数：195 千字
版　　次：2018 年 1 月第 1 版　2018 年 11 月第 1 版第 3 次印刷
标准书号：ISBN 978-7-117-25437-3/R · 25438
定　　价：39.00 元

编　者（以姓氏笔画为序）

麻醉学

田　雪（北京大学人民医院麻醉科）

安海燕（北京大学人民医院麻醉科）

许军军（北京大学人民医院麻醉科）

张　冉（北京大学人民医院麻醉科）

张　红（北京大学人民医院麻醉科）

张庆芬（北京大学人民医院麻醉科）

张熙哲（北京大学人民医院麻醉科）

姜陆洋（北京大学人民医院麻醉科）

鞠　辉（北京大学人民医院麻醉科）

姜柏林（北京大学人民医院麻醉科）

外科学

刁桐湘（北京大学人民医院耳鼻喉科）

王天兵（北京大学人民医院骨创伤科）

王思源（北京大学人民医院乳腺外科）

曲进锋（北京大学人民医院眼科）

刘　刚（北京大学人民医院心外科）

许晓诺（北京大学人民医院脊柱外科）

李　虎（北京大学人民医院骨关节科）

杨　毅（北京大学人民医院骨肿瘤科）

沈　凯（北京大学人民医院胃肠外科）

周　健（北京大学人民医院胸外科）

周　静（北京大学人民医院胃肠外科）

张晓红（北京大学人民医院妇产科）

护理学

李　勍（北京大学人民医院重症医学科）

李晓丹（北京大学人民医院妇产科）

何　苗（北京大学人民医院麻醉科）

林　虹（北京大学人民医院胃肠外科）

郑群怡（北京大学人民医院骨关节科）

胡　硕（北京大学人民医院耳鼻喉科）

唐晓冬（北京大学人民医院脊柱外科）

黄　杰（北京大学人民医院脊柱外科）

曹培春（北京大学人民医院骨肿瘤科）

赖珺璟（北京大学人民医院骨肿瘤科）

樊榕榕（北京大学人民医院胸外科）

薛　云（北京大学人民医院骨关节科）

主编助理

张　冉（北京大学人民医院麻醉科）

Preface 前言

世界卫生组织（WHO，1979年）和国际疼痛研究协会（IASP，1986年）定义疼痛为：组织损伤或潜在组织损伤引起的不愉快的感觉和情感体验。1995年，疼痛继体温、脉搏、血压、呼吸之后，被列为人体第五大生命体征。手术后疼痛为术后即刻发生的急性疼痛，其性质主要为伤害性疼痛、炎症性疼痛，通常持续不超过7天。如急性疼痛发生初期不进行及时控制，即可发展为慢性疼痛（CPSP），包括神经病理性疼痛和混合性疼痛。研究表明小至腹股沟疝修补术，大到体外循环等手术，都可发生CPSP，其发生率可达2%~66%，持续疼痛达半年甚至数十年。急性疼痛的控制，不仅仅是给患者一个舒适的体验，更重要的是，积极良好的术后镇痛，可以有效保护患者自身免疫，降低应激损伤，已经成为加速外科康复的重要组成部分。

术后疼痛的管理不单纯指药物治疗，更关系到外科、麻醉科、护理、康复科以及患者本身之间的协作管理。虽说"专科的事情专人管"，但"系统的问题还需协作干"。多学科诊疗团队（MDT）最早应用于肿瘤的治疗过程中，除此之外，MDT在其他治疗领域也以多样化的形式相继发展，如老年康复科（多科协作小组）、骨科（FLS，骨折联络服务）等。近年来，针对疼痛管理的pMDT（多学科疼痛管理组织）、APS（急性疼痛管理小组）等也在不断兴起。pMDT诊疗模式以患者为中心、以循证医学为依据、以多学科专家组为依托，为患者提供了最科学最合理的疼痛诊疗方案。

本书集合了骨科、胸科、普外、妇产科、麻醉、护理等多学科一线临床专家，以加速外科康复为目标，针对围手术期应激和疼痛管理，以临床路径的形式展示了不同手术围手术期管理建议，力求全面、系统、深入，为不同层次的医护人员提供临床管理参考，同时也旨在推动多学科疼痛管理核心理念不断发展，深入人心。

这是第一本由三个学科、近十个科室医护人员协作完成的手册。望本书可以成为一本临床外科医生、麻醉医生、护理人员随手可得的指导手册。本书中绝大部分内容为北京大学人民医院的工作流程，不一定能够适用于所有医院，但希望能有所借鉴。

本书的编写倾注了所有参编人员的辛勤耕笔，在此，我们真诚地向为本书编写作出贡献的各位医护人员致以衷心的感谢和诚挚的敬意！感谢骨创伤科付中国教授、胸科王俊教授、神经外科刘如恩教授、心脏外科陈彧教授、妇产科张晓红教授、普外科叶颖江教授、脊柱外科刘海鹰教授、乳腺外科王殊教授、骨肿瘤科郭卫教授、耳鼻喉科余力生教授、腔镜外科王秋生教授、眼科赵鸣威教授等最终审阅。特别感谢中华医学会麻醉学分会候任主委黄宇光教授、中国医师协会外科分会会长王杉教授全力支持。本书内容涉及广泛，编者亦来自多个临床学科，因而在编写过程中难免会出现错漏、偏差之处，期盼广大读者不吝赐教。

冯艺　王俊　王泠

2017 年 7 月

Contents 目 录

第二篇　不同手术的围手术期镇痛管理方案

第一篇

多学科术后疼痛治疗的
工作分工、合作和管理

术后镇痛管理经历了从放手不管,到急性疼痛服务(acute pain service,APS),再到多学科疼痛管理(Multidiscipline Team for pain,pMDT),其中主要的原因是对术后疼痛发生发展的认识,新型镇痛药物、镇痛技术的应用。更重要的原因是临床现实,虽然应用了先进的镇痛技术,镇痛的满意度并没有想象中的明显改善。人们开始思考除了镇痛技术、镇痛药物以外的管理模式。

本书将分两个部分,第一篇介绍 pMDT 的工作分工、多学科合作和管理,第二篇为不同手术的围手术期镇痛管理方案。

第一章

麻醉医生在围手术期镇痛中的责任

镇痛是麻醉医生的天职。作为 pMDT 核心人员,麻醉医生负责制定围手术期的麻醉方案、术后疼痛治疗方案,处理严重不良事件,定期组织培训其他学科围手术期疼痛管理人员。同时麻醉医生在麻醉护理、外科、康复等学科组成的多学科团队中作为重要组织者,会定期组织病例讨论,参与相关质量控制与改进。虽然术后疼痛是患者手术结束后最常见、最先体会的不适症状,但它的发生发展却源于手术中,因此术中的麻醉用药、麻醉方式、麻醉管理的好坏,直接影响术后镇痛方法的选择以及镇痛效果的好坏。临床上选择镇痛方案既要有先进性又要满足个体化要求,达到最大镇痛效果和最小可耐受副作用,不影响或者能加速康复。多模式镇痛是被多个指南作为高证据等级、高推荐级别推荐的一种镇痛模式。如下是常用的镇痛措施及其适用范围以及常见并发症的处理。另外,术中的积极保温、适当补液、重要脏器功能的维护也是降低术中应激的有效措施,对于降低术后疼痛,加速康复有促进作用。

第一节 常用的术后镇痛方法

一、药物镇痛

主要是指经胃肠道(口服或直肠给药)或静脉途径进行镇痛的方法,应用方便,操作简单。对于持续性术后疼痛应采取按时用药原则,或连续静脉输注复合病人自控镇痛(patient controlled analgesia,PCA)。

(一)阿片类药物

疼痛治疗经过几十年的发展,阿片类药物依然是治疗中重度疼痛最为重要的药物。

1. **作用机制** 阿片类受体遍布全身,阿片类药物与中枢神经系统和其他组织中的特异性受体结合后可产生除镇痛外多个系统的多重作用。已经证实的阿片类受体有五个主要类型见表 1-1-1。

阿片类药物的镇痛作用机制是多平面的:可作用于外周组织内阿片类受体产生镇痛及

表 1-1-1　阿片类受体的分类及作用

受体		作用
μ:	μ₁	脊髓上镇痛,镇静,催乳素分泌
	μ₂	呼吸抑制,欣快,瘙痒,缩瞳,抑制肠蠕动,恶心呕吐,依赖性
κ		脊髓镇痛,呼吸抑制,镇静,致幻
δ		脊髓镇痛,平滑肌效应,缩瞳,调控 μ 受体活性
σ		呼吸加快,心血管激动,致幻,瞳孔散大
ε		激素释放

相应器官功能改变;可与位于脊髓背角胶状质(第二层)感觉神经元上的阿片类受体结合,抑制 P 物质的释放,从而阻止疼痛传入脑内;也可作用于大脑和脑干的疼痛中枢,发挥下行疼痛抑制作用。

2. 给药途径

(1) 口服给药:中、重度术后疼痛患者可以口服阿片类药物治疗,按需或者按时给药。可以口服的阿片类药物主要有:氨酚羟考酮片(泰勒宁)(按羟考酮含量计算);羟考酮控释片(奥施康定)、盐酸曲马多缓释片(奇曼丁)、盐酸吗啡缓释片(美施康定)、可待因等。用法用量:见表 1-1-2

表 1-1-2　口服阿片类药物

阿片药	半衰期(h)	起效时间(h)	持续时间(h)	起始剂量(mg)	服药间隔(h)
可待因	3	0.25~1.0	3~4	30~60	4
吗啡	2~3	0.3~0.5	2~3	2~4	4
羟考酮控释片(奥施康定)	1~3	0.5~1.0	8~12	5~10	12
曲马多	6~7	1~2	3~6	50	4~6
吗啡缓释片(美施康定)	2~4	1	8~12	10~30	8~12

数据来源:

1. Gutstein HB, Akil H. Opioid analgesics. In: Brunton LL, Lazo JS, Parker KL, editors. Goodman and Gilman's the Pharmacological Basis of Therapeutics; 11th edn. New York: McGraw-Hill; 2006. p. 547-590.

2. Berdine HJ, Nesbit SA. Equianalgesic dosing of opioids. J Pain Palliat Care Pharmacother. 2006; 20(4): 79-84.

适用范围:术后可以马上进食者。可单独用,也可作为镇痛装置的补救措施,或者镇痛装置撤除后的序贯治疗。术后镇痛不推荐使用长效缓释制剂,除非术后疼痛时间较长,或伴有慢性疼痛。疼痛缓解后宜尽早减量直至停用阿片类药物。

(2) 静脉给药

适用范围:用于手术室、恢复室、重症监护病房、能够监测呼吸的普通病房中的中重度疼痛治疗;其他疼痛治疗方式无效时的补救治疗。

(3) 患者自控镇痛 (Patient controlled analgesia, PCA): PCA 是患者感觉疼痛时按压 PCA 启动键,由镇痛装置向体内自动注射设定剂量药物的方法。是静脉用药的首选方法。

PCA 根据给药途径可以分为静脉 PCA (PCIA)、硬膜外 PCA (PCEA)、皮下 PCA (PCSA) 和外周神经阻滞 PCA (PCNA)。

PCIA 采用的主要镇痛药为阿片类药物 (吗啡、羟考酮、芬太尼、舒芬太尼、氢吗啡酮) 或曲马多,为防止阿片类药物的恶心、呕吐等不良反应,常加用甲氧氯普胺(胃复安)和(或)地塞米松和(或)5羟色胺受体拮抗剂或小剂量氟哌啶(5mg/d 以下),也可复合非甾体抗炎药以减少阿片类药物的用量(表 1-1-3 常用的药物剂量及配方)。

表 1-1-3 PCIA 常用药物及配方(成人)

药物	负荷剂量	持续剂量	单次剂量	锁定时间(min)
吗啡	1~3mg	0~1mg/h	1~2mg	5~15
芬太尼	20~50μg	0~50μg/h	10~20μg	10~15
舒芬太尼	2~5μg	0~5μg/h	2~5μg	10~15
曲马多	50mg			10~15
氢吗啡酮	0.2~1mg	0	0.5~1mg	5~15
羟考酮	1~3mg	0	1~3mg	10~15

阿片类药物和非甾体抗炎药(Nonsteroid Anti-inflammatory Drugs,NSAIDs)有协同作用,如无禁忌,常联合应用。

阿片类镇痛药的不良反应主要包括恶心、呕吐、便秘、组胺释放、瞳孔收缩、尿潴留和呼吸抑制。在术后镇痛治疗时,最危险的不良反应是呼吸抑制。故对所有用药患者,尤其在术后期间,应监测呼吸频率、深度、模式和脉搏氧饱和度,如出现过度镇静或呼吸抑制,应采用纳洛酮进行拮抗。

(二)非甾体抗炎药

非甾体抗炎药(NSAIDs)是一类具有解热、镇痛作用、绝大多数还兼有抗炎和抗风湿作用的药物。按照化学结构,NSAIDs 分为水杨酸类、苯胺类、吡唑酮类、吲哚醋酸类、邻氨基苯甲酸类和芳基烷酸类。

1. 作用机制 发挥镇痛作用的主要机制是抑制环氧化酶(cyclooxygenase,COX),使前列腺素合成减少。COX 至少有 2 种同工酶,固有型 COX(COX~1)和诱生型 COX(COX~2),在人大脑皮质和心脏组织中还发现一种新的同工酶 COX~3。对 COX~1 选择性越强,对胃黏膜损伤和对血小板聚集的抑制作用越强。

非选择性 COX 抑制剂包括:布洛芬、萘普生、氟比洛芬、双氯芬酸、萘丁美酮;COX~1 高选择性抑制剂:阿司匹林、吲哚美辛、酮咯酸、舒林酸、托美丁;倾向性 COX~2 抑制剂:美洛昔康和尼美舒利;特异性 COX~2 抑制剂包括:塞来昔布、帕瑞昔布(针剂)。

2. 适用范围 NSAIDs 常与阿片类药物、非阿片类镇痛药以及区域阻滞组成多模式镇痛;亦可单独用于小手术术后镇痛。NSAIDs 有封顶效应,无耐受性和依赖性,禁用于有消化性溃疡、肾功能不全、出血倾向病史、冠脉搭桥术的患者。

3. 用法用量 氟比洛芬酯注射液手术结束前 30 分钟,静脉输注 1~1.5mg/kg(或 50~100mg/次)负荷剂量,之后 50~100mg/次,静脉输注,一天两次,或将同等剂量药物配制成连续输注泵,持续输入(如 400mg 稀释到 100ml,2ml/h 连续输注 50 小时)。帕瑞昔布 40mg/次静脉或肌内注射,一天 2 次。

(三)对乙酰氨基酚

对乙酰氨基酚是一种临床广泛应用的解热镇痛药物,口服在小肠被迅速吸收,生物利用度在 63% 到 89% 之间。也可以经直肠以及静脉给药。对乙酰氨基酚可以和其他 NSAIDs 合用。

1. **作用机制**　对乙酰氨基酚的作用机制尚不明确。大部分在肝脏代谢,中间代谢产物对肝脏有毒性,以葡萄糖醛酸结合物形式或从肾脏排泄,半衰期一般为 1~4 小时。

2. **适用范围**　轻、中度疼痛;与阿片类药物合用治疗中、重度疼痛。

3. **用法用量**　每次口服 0.25~0.5g,1 日 3~4 次。1 日量不宜超过 2g,疗程不宜超过 10 日。儿童 12 岁以下按年龄计:2~3 岁,160mg;4~5 岁,240mg;6~8 岁,320mg;9~10 岁,400mg;11 岁,480mg。每 4~6 小时或必要时再服 1 次。

(四)复合制剂

由于阿片类药物和 NSAID/ 对乙酰氨基酚有明确的协同镇痛作用,市售有多种复合制剂,使用方便,但应用时需了解制剂成分,以免 NSAID 或对乙酰氨基酚过量。常用复合制剂见表 1-1-4

表 1-1-4　常用复合制剂(成人)

药物	成分	用量(片 / 次)	注意事项
洛芬待因缓释片	布洛芬 0.2g+ 磷酸可待因 13mg	2~4 片 / 次, 每 12 小时一次	整片吞服,使用前详细阅读说明书
氨酚羟考酮	对乙酰氨基酚 375mg+ 羟考酮 5mg	1~2 片 / 次,一天 3 次	一天总量不超过 6 片,使用前详细阅读说明书
氨酚曲马多	对乙酰氨基酚 325mg+ 盐酸曲马多 37.5mg	1~2 片 / 次,一天 3~4 次	一天总量不超过 6 片,使用前详细阅读说明书

(五)辅助镇痛药

1. **抗惊厥药物**　抗惊厥药物对于神经病理性疼痛有良好的效果,在三叉神经痛和糖尿病性神经病变中作用尤为突出。

(1)作用机制:抗惊厥药物的作用机制目前还不十分清楚。研究表明钙离子通道、GABA受体、P 物质和 NMDA 系统都能部分地解释许多抗惊厥药物的作用机制。

(2)适用范围:合并神经病理性疼痛或术后慢性疼痛高危手术(神经损伤大的手术,如骶骨肿瘤切除术)。

(3)用法:100~300mg,一天 3 次。老年患者宜从低剂量开始。

2. **糖皮质激素**　糖皮质激素由于其抗炎和可能的镇痛作用而广泛应用于疼痛的治疗。可以局部、口服或者肠道外给药(静脉、皮下、滑囊内、关节内和硬膜外给药)。糖尿病患者慎用。具体应用见表 1-1-5。

表 1-1-5　糖皮质激素在疼痛治疗中的应用

药物	给药途径 *	等效剂量(mg)	半衰期(h)
氢化可的松	O,I	20	8~12
泼尼松	O	5	12~36
泼尼松龙	O,I	5	12~36
甲基泼尼松龙	O,I	4	12~36
地塞米松	O,I	0.75	36~72

*O:口服;I:注射。

3. 氯胺酮　氯胺酮曾广泛用于小儿基础麻醉。最近的多项研究表明,亚麻醉剂量下的氯胺酮可产生良好的镇痛作用,特别是对于难治性神经病理性疼痛。用量:0.25~1mg/kg,静脉缓慢注射。

4. 利多卡因　有时全身应用局部麻醉药物也可以用来治疗神经病理性疼痛。局部麻醉药物的全身应用可以产生镇静和中枢性镇痛作用,利多卡因是最为常用的药物。可以缓慢推注或者连续输注给药。

用法用量:利多卡因 1~1.5mg/kg,给药时间 5~30 分钟,之后 1mg/(kg·h)持续泵入直至手术结束。

输注过程中应监测心电图、血压、呼吸和精神状态;备齐复苏设备。中毒症状包括耳鸣、迟钝、过度镇静。有眼球震颤时应减缓或终止注药。

5. 右美托咪定　为 α_2 受体激动剂,具有镇静、镇痛作用,以及一定的抗应激作用。

用法用量:负荷剂量 0.5~1μg/kg 缓慢静脉输注,之后可以连续输注。

注意事项:与静脉麻醉药,如丙泊酚,合用可明显延长苏醒时间,需及早停药。术后镇痛尚无确定推荐剂量。

二、微创镇痛技术

微创镇痛技术主要包括周围神经阻滞、中枢神经阻滞和伤口局部浸润。镇痛效果确切,全身副作用轻微,是多模式镇痛中重要的基础镇痛方式。操作技术要求较高,超声引导下可大大提高安全性和准确性。单次注射维持时间不够时,可反复注射,或采用留置导管持续给药的方式。必要时联合应用 NSAID 或阿片类药物。

(一)外周神经阻滞方法

1. 臂丛神经阻滞

(1)可阻滞神经:C5~T1(图 1-1-1)

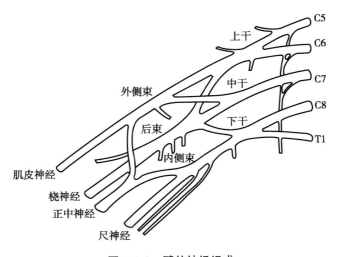

图 1-1-1　臂丛神经组成

(2)可覆盖手术后镇痛范围(图 1-1-2)

(3)术后镇痛方式及适用范围(表 1-1-6)

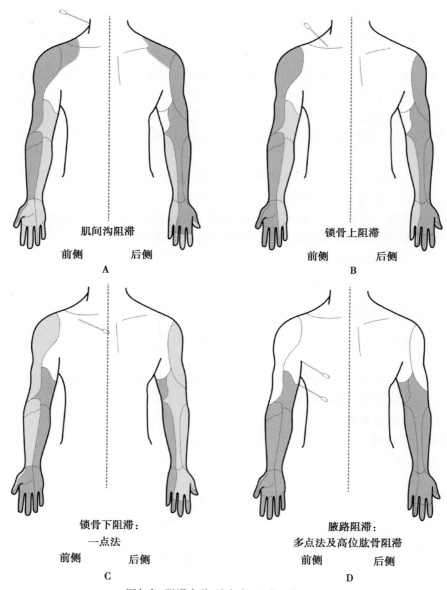

深灰色:阻滞完善;浅灰色:阻滞可能不全

图 1-1-2　臂丛神经镇痛范围

表 1-1-6　术后镇痛方式及适用范围

穿刺部位	镇痛方式	适用范围	缺点
肌间沟	单次	锁骨手术、肩部手术、任何上肢手术术后镇痛	单侧膈肌阻滞;作用时间有限(10~12 小时),需要合用静脉镇痛药物或口服镇痛药物;肘部、前臂及手部手术可能镇痛不全
	连续	锁骨手术、肩部手术、任何上肢手术术后镇痛	导管移位、渗液;肘部、前臂及手部手术可能镇痛不全

续表

穿刺部位	镇痛方式	适用范围	缺点
锁骨上	单次	肩部远端的手臂手术术后镇痛	有潜在的气胸风险;作用时间有限(10~12 小时),需要合用静脉镇痛药物或口服镇痛药物
	连续	肩部远端的手臂手术术后镇痛	不常采用,固定困难,导管易脱位
锁骨下	单次	腋窝远端任何前臂手术术后镇痛	阻滞位置深;阻滞时不舒适;对专业技术要求相对高;作用时间有限(10~12 小时),需要合用静脉镇痛药物或口服镇痛药物
	连续	腋窝远端任何前臂手术术后镇痛	操作较为困难;阻滞时不舒适
腋路	单次	肘部或肘部以下的手术术后镇痛	引起血肿;注射进针点有触痛感;作用时间有限,需要合用静脉镇痛药物或口服镇痛药物

(4) 常用镇痛配方(表 1-1-7)

表 1-1-7　常用镇痛配方

镇痛方式	剂量
单次	a. 0.2%~0.5% 罗哌卡因 20~35ml
	b. 0.15%~0.375% 布比卡因 20~35ml
连续	0.1%~0.2% 罗哌卡因
	背景量:3~5ml/h
	单次追加:5~8ml/ 次
	间隔时间:30~60 分钟

2. 股神经阻滞

(1) 可阻滞神经:L2~L4

(2) 可覆盖手术后镇痛范围(图 1-1-3)

(3) 术后镇痛方式及适用范围(表 1-1-8)

表 1-1-8　术后镇痛方式及适用范围

穿刺部位	镇痛方式	适用范围	缺点
股神经	单次	膝关节手术、髌骨手术、大腿前部的浅表手术、髋关节手术术后镇痛	作用时间有限(10~12h),股四头肌肌力减弱,有神经损伤及感染风险,对于膝关节和髋关节置换手术可能存在镇痛不全
	连续	膝关节手术、髌骨手术、大腿前部的浅表手术、髋关节手术术后镇痛	股四头肌肌力减弱,管路脱落移位,渗液,神经损伤及感染,对于膝关节和髋关节置换手术可能存在镇痛不全

(4) 常用镇痛配方(表 1-1-9)

表 1-1-9　常用镇痛配方

镇痛方式	药物及浓度	输注方案
股神经	单次:0.5% 罗哌卡因 20ml 持续:0.15%~0.2% 罗哌卡因	背景量:5ml/h PCA:10ml/ 次 间隔:60 分钟

单次股神经镇痛不能为膝关节置换及髋关节置换提供完善的术后镇痛,特别是膝关节置换后腘窝痛,还应复合应用口服药物或加用坐骨神经阻滞。推荐镇痛方案见相关章节。

3. 坐骨神经阻滞

(1) 可阻滞神经:L4~S3

(2) 可覆盖手术后镇痛范围(图 1-1-4)

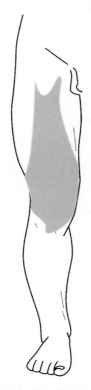

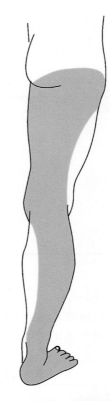

图 1-1-3　股神经阻滞镇痛范围　　　　图 1-1-4　坐骨神经阻滞镇痛范围

(3) 术后镇痛方式及适用范围(表 1-1-10)

表 1-1-10　坐骨神经阻滞术后镇痛方式及适用范围

穿刺部位	镇痛方式	适用范围	缺点
后路(经臀或臀下)	单次	膝关节手术术后的补充镇痛;膝关节以下的下肢手术术后镇痛	需要半俯卧位 / 俯卧位;对于操作技巧要求较高;股后皮神经不能被阻滞

续表

穿刺部位	镇痛方式	适用范围	缺点
	连续	足踝部手术术后镇痛	操作要求技巧高;脱管和移位风险高;股后皮神经不能被阻滞
前路	单次	膝关节以下下肢手术术后镇痛;膝关节手术术后的补充镇痛	股血管穿刺风险;患者不舒适;可能需要多次穿刺定位神经
腘窝	单次	足部和踝部手术术后镇痛;膝关节手术术后补充镇痛	体位要求高,可能镇痛不全

（4）常用镇痛配方（表 1-1-11）

表 1-1-11 坐骨神经常用镇痛配方

镇痛方式	剂量
单次	a. 0.1%~0.2% 罗哌卡因 15~20ml b. 0.1%~0.2% 罗哌卡因 20ml+ 地塞米松 5mg*
连续	0.2% 罗哌卡因 背景量:5ml/h 单次追加:5ml/ 次 间隔时间:30 分钟

* 糖尿病患者慎用

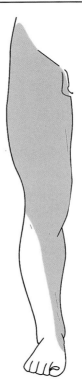

4. 腰丛神经阻滞

（1）可阻滞神经:由第 12 胸神经前支的一部分、第 1 至第 3 腰神经前支和第 4 腰神经前支的一部分组成。

（2）可覆盖手术后镇痛范围（图 1-1-5）

（3）术后镇痛方式及适用范围（表 1-1-12）

图 1-1-5 腰丛神经阻滞镇痛范围

表 1-1-12 腰丛神经阻滞术后镇痛方式及适用范围

穿刺部位	镇痛方式	适用范围	缺点
腰丛	单次	大腿前部手术、髌骨手术、髋关节手术、膝关节手术的术后镇痛	有向两侧和硬膜外扩散的风险,局麻药毒性反应发生率高,有穿透腹膜、肾包膜的风险,低血压风险,心血管不良事件风险。单次给药作用时间有限需要复合其他镇痛药物
	连续	大腿前部手术、髌骨手术、髋关节手术、膝关节手术的术后镇痛	有向两侧和硬膜外扩散的风险,局麻药毒性反应发生率高,有穿透腹膜、肾包膜的风险,低血压风险,心血管不良事件风险。深部阻滞,术后应用抗凝药物需要谨慎

（4）常用镇痛配方（表 1-1-13）

表 1-1-13　腰丛神经阻滞常用镇痛配方

镇痛方式	剂量
单次	a. 1% 利多卡因 20-40ml（镇痛）/2% 利多卡因 20ml 或 0.5% 罗哌卡因（或布比卡因）20ml（手术） b. 0.2%~0.5% 罗哌卡因（或布比卡因）20~30ml
连续	0.15%~0.2% 罗哌卡因或 0.1%~0.15% 布比卡因 背景量：5ml/h 单次追加：5ml/ 次 间隔时间：30 分钟

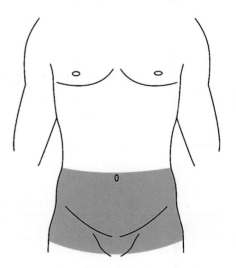

图 1-1-6　腹横肌平面阻滞镇痛范围

5. 腹横肌平面阻滞（TAP）

（1）可阻滞神经：T10~T12

（2）可覆盖手术后镇痛范围（图 1-1-6）

（3）术后镇痛方式及适用范围（表 1-1-14）

表 1-1-14　术后镇痛方式及适用范围

穿刺部位	镇痛方式	适用范围	缺点
腹横肌平面	单次	腹部手术的术后镇痛	阻滞效果个体差异明显
髂腹下和髂腹股沟	单次	腹股沟疝修补术和其他腹股沟手术术后镇痛，耻骨弓上切口术后镇痛	个体差异明显
腹直肌鞘	单次	脐部周围手术术后镇痛	损伤腹腔内脏器风险

单次给药作用时间较短，术后应合用口服镇痛药物。

（4）常用镇痛配方

0.25%~0.35% 罗哌卡因 20~30ml

6. 肋间神经阻滞

（1）可阻滞神经：除 T1 神经前支和 T12 神经前支分别参与组成臂丛和腰丛外，其余均走行于相应肋间隙。唯 T12 神经前支走行于肋下，称肋下神经。

（2）可覆盖手术后镇痛范围（图 1-1-7）

（3）术后镇痛方式及适用范围：用于胸部术后镇痛。

（4）常用镇痛配方：0.5%~0.75% 罗哌卡因或布比卡因 2~3ml/ 肋间。

（5）注意：肋间神经阻滞可以作为外科手术后的辅助镇痛手段，此外还应应用口服阿片类药物、静脉镇痛等方式。高浓度局麻药阻滞时，一次不宜超过 4 个肋间，以避免影响同侧胸式呼吸。

7. 椎旁阻滞

（1）可阻滞神经

颈椎旁阻滞：颈椎椎旁神经阻滞只在 C2~C7 之间进行，C1~C4 前支组成颈丛神经。

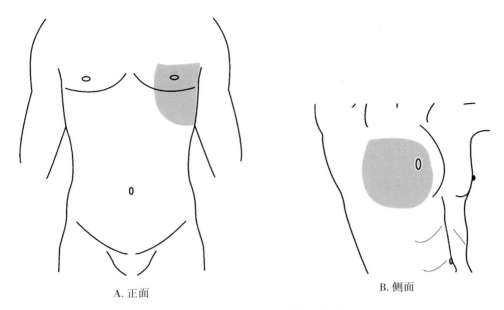

A. 正面 　　　　　　　　　　　　　　　　　B. 侧面

图 1-1-7　肋间神经阻滞镇痛范围

胸椎旁阻滞:胸椎旁阻滞可自 T1~T12 椎旁入路。

（2）胸椎旁阻滞可覆盖手术后镇痛范围（图 1-1-8A、B）。

（3）术后镇痛方式及适用范围（表 1-1-15）

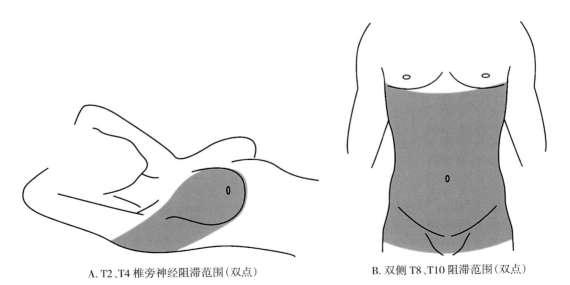

A. T2、T4 椎旁神经阻滞范围（双点）　　　　B. 双侧 T8、T10 阻滞范围（双点）

图 1-1-8　胸椎旁阻滞镇痛范围

表 1-1-15　椎旁阻滞术后镇痛方式及适用范围

名称	适用范围	缺点
颈椎旁阻滞	颈部手术后疼痛	喉返神经阻滞,误入椎动脉;误入蛛网膜下腔;Horner 征
胸椎旁	胸部外伤、胸腔内和胸壁术后疼痛的治疗	气胸;误入硬膜下间隙,误入蛛网膜下腔;范围广的胸椎旁阻滞可引起术中低血压
腰椎旁	用于下肢术中镇痛和手术后疼痛治疗	损伤脊神经根,误入硬脊膜

（4）常用镇痛配方:椎旁神经阻滞每个穿刺点可给予 0.375%~0.5% 罗哌卡因或布比卡因 8~20ml。

（5）注意:椎旁神经阻滞可以作为外科手术后的基础镇痛手段,多模式镇痛中还应联合 NSAID,可口服或肠外用药。

8. 颈丛阻滞

（1）可阻滞神经:C1~C4 前支。

（2）可覆盖手术后镇痛范围（图 1-1-9）。

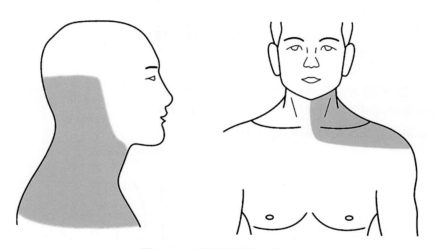

图 1-1-9　颈丛阻滞镇痛范围

（3）术后镇痛方式及适用范围:一般单次给药,适用于颈部手术、锁骨手术及肩部手术（配合臂丛神经阻滞）术后镇痛。

（4）常用镇痛配方:0.25%~0.5% 罗哌卡因 /1% 利多卡因 10~15ml。

（5）注意:禁止双侧颈深丛阻滞;颈深丛阻滞可能出现 Horner 综合征和单侧膈神经阻滞;可能镇痛不全,需要配合应用静脉镇痛药物或口服镇痛药物。

9. 前锯肌平面阻滞

（1）可阻滞神经:可阻滞肋间神经侧皮支。

（2）可覆盖手术后镇痛范围（图 1-1-10A、B）。

（3）术后镇痛方式及适用范围:用于胸廓前、侧部术后镇痛。

（4）常用镇痛配方:0.5%~0.75% 罗哌卡因或布比卡因 20~30ml。

（5）注意：前锯肌阻滞可以作为外科手术后的辅助镇痛手段，此外还应联合应用口服阿片类药物、静脉镇痛等方式。

（二）中枢神经阻滞方法

1. 蛛网膜下腔阻滞

（1）解剖结构：人体由 33 块脊椎上下相连而成的管状结构为椎管，位于骶骨内的椎管称为骶管。连接椎弓的韧带自外向内有棘上韧带、棘间韧带和黄韧带。脊髓自内向外有三层被膜：软脊膜、蛛网膜和硬脊膜。硬脊膜和椎管内壁（即黄韧带和骨膜）之间的潜在腔隙，称为硬膜外间隙或硬膜外腔。硬脊膜与蛛网膜之间的腔隙称为硬膜下间隙，蛛网膜与软脊膜间的腔隙充满脑脊液，称为蛛网膜下腔。

（2）可覆盖手术后镇痛范围（图 1-1-11）

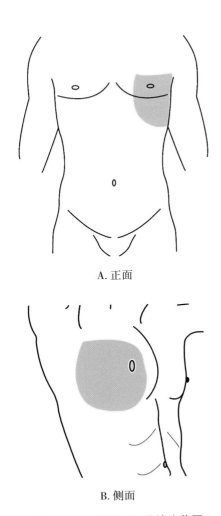

A. 正面

B. 侧面

图 1-1-10　前锯肌阻滞镇痛范围

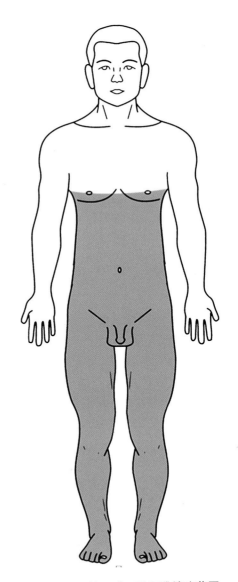

图 1-1-11　蛛网膜下腔阻滞镇痛范围

（3）术后镇痛方式及适用范围：蛛网膜下腔注射局麻药或阿片类药物，用于下腹部手术术后镇痛及下肢手术术后镇痛。蛛网膜下腔注射吗啡可治疗全身任何部位手术的疼痛。

（4）常用镇痛配方

单次给药：芬太尼 5~25μg；或舒芬太尼 2~10μg；或吗啡 0.1~0.2mg。

（5）注意事项：老年患者注射局麻药注意体位性低血压，多与血容量不足有关。注射阿片类药物需注意监测呼吸功能。

2. 硬膜外阻滞

（1）解剖结构：见蛛网膜下腔阻滞。

（2）可覆盖手术后镇痛范围：硬膜外阻滞原则上能够满足颈部以下所有部位的手术后镇痛需求。

（3）常用镇痛配方

罗哌卡因 0.125%~0.2%（年老体弱用 0.125%）+ 芬太尼（2~4μg/ml，或吗啡 0.05~0.1mg/ml；或舒芬太尼 0.6μg/ml）。

（4）电子泵设置建议：背景剂量 1~3ml/h，PCA 量 3~4ml，锁定时间 10~15 分钟。

（5）注意事项：通过对试验剂量观察，避免误将局麻药注入蛛网膜下腔或血管。

（三）局部注射镇痛

1. 膝关节

（1）适用范围：膝关节置换术后镇痛。

（2）镇痛配方：0.2% 罗哌卡因 + 肾上腺素 0.25mg，总容量 100ml。

（3）注意事项：膝关节周围浸润镇痛一般不单独应用于膝关节置换术后镇痛，需要配合应用股神经阻滞镇痛 / 收肌管阻滞镇痛或静脉镇痛药物或口服镇痛药物。

2. 髋关节

（1）适用范围：髋关节手术术后镇痛。

（2）镇痛配方：0.2% 罗哌卡因，总容量 20~50ml，伤口周围浸润。

（3）注意事项：髋关节周围浸润镇痛一般不单独应用于髋关节置换术后镇痛，需要配合应用髂筋膜镇痛或静脉镇痛药物，同时还应加用口服镇痛药物。

3. 伤口周围浸润

（1）适用范围：各种手术术后镇痛。

（2）镇痛配方：0.2%~0.75% 罗哌卡因，总容量 20~50ml，伤口周围浸润。

（3）注意事项：除非体表小手术，伤口周围浸润镇痛一般不单独应用，需要配合其他术后镇痛方式，同时还应加用口服镇痛药物。

三、非药物镇痛方法

虽然术后疼痛有明确的创伤因素，多模式镇痛技术是缓解疼痛的重要方法，但某些非药物措施，包括心理调节，都可以有很好的辅助镇痛作用。绝大多数非药物治疗均由护士完成。包括选择适当的休息体位，应用辅助支具，针灸、按摩、冷热敷等。具体措施详见本篇第二章。

第二节　常见不良事件的识别与预防治疗

术后镇痛是以加速康复为目标的一种治疗措施,要求尽可能达到最大镇痛、最小或可耐受的副作用。任何一种治疗措施都会有副作用,应用不当可影响患者康复进程。目前所提倡的多模式镇痛大多数的不良事件是可预防、可治疗的。

一、镇痛不全

(一)不良事件定义

应用常规术后镇痛方法的患者,如静息状态下有中度疼痛(疼痛强度评分≥4分),活动后重度疼痛(疼痛强度评分≥7分),将严重影响康复进程,视为镇痛不全。

(二)原因

术后镇痛不全主要原因包括:

1. 术中抗应激措施不足。

2. 患者对阿片类药物个体差异大(受体基因差异)。

3. 术前合并疼痛、焦虑。

4. 术前因疼痛应用阿片类药物,术后镇痛装置设置剂量不足。

5. 镇痛装置故障。

6. 患者不熟悉镇痛装置。

(三)预防及处理

1. 术中即开始实施多模式镇痛。

2. 检查镇痛装置的设置、核对镇痛药物的配方,非电子镇痛装置应检查,硬膜外泵有无进药,静脉泵的通路有无堵塞。

3. 查看患者镇痛装置按压次数,询问患者按压PCA键后疼痛是否有缓解。如果有效PCA按压超过3次/小时,则说明镇痛装置剂量设置不够。可适当上调背景剂量和PCA剂量。也可以根据患者病史及手术部位加用口服、肌内注射给药或采用其他镇痛方式如神经阻滞等措施进行补救镇痛。

4. 镇痛装置内药物用完后,如患者仍有镇痛要求的,可再次加药。

5. 未采用镇痛装置的患者如术后疼痛剧烈外科处理无效,应请麻醉科会诊制定术后镇痛计划。

6. 给予其他方式进行镇痛不全补救时,病房护士应根据疼痛治疗的方法、给药途径不同,再次进行评估,评估内容包括疼痛缓解程度、血压情况、心率情况、意识状态、呼吸情况及用药后的副作用。并记录疼痛病程。

二、恶心呕吐

(一)不良事件定义

恶心是一种特殊的主观感觉,表现为胃部不适和胀满感。呕吐是指胃或食管内容物经食管、口腔吐出的现象。轻度的恶心呕吐是指休息时无,但运动时稍感恶心和呕吐,1~2次/

24 小时;中度以上的恶心呕吐是指休息时间断或持续恶心和呕吐 >3 次 /24 小时。恶心呕吐评分见附录。

（二）病因

术后的恶心呕吐原因很多,可因麻醉本身(N_2O、机械通气等)、手术部位(眼、颅内、盆腔内、气腹、超过 3 小时手术)、术后用药及治疗(甲硝唑、放置鼻胃管等)、镇痛用药(阿片类药物等)、患者体质(合并晕动症、女性、不吸烟、贫血、血容量不足等)及其他患者的影响而发生。

（三）预防与治疗

1. 鉴别恶心呕吐的原因,对因、对症处理(如拔出鼻胃管、补液、吸氧、纠正低血压和贫血)。

2. 对于轻度的恶心和呕吐,可不予处理;而中度以上的恶心和呕吐,如果上述处理无效,则需要药物治疗。

3. 药物治疗可单独或联合应用甲氧氯普胺(5~10mg/ 次口服或静脉注射,每天三次)、5-HT3 拮抗剂(昂丹司琼 4~8mg 静脉注射)、氟哌利多(0.6~1mg/ 次静脉注射)、地塞米松(5~10mg/ 次静脉注射)等治疗。呕吐严重或高风险患者,可联合三种药物,但 6 小时之内不建议重复使用同类止吐药物。

4. 不应盲目关闭镇痛装置。可通过调整镇痛装置设置减轻副作用,如减少或停用背景输注,改用单纯 PCA 模式。

5. 注意患者呼吸情况,防止误吸。

三、头晕（直立不耐受）

（一）不良事件定义

术后接受镇痛治疗的患者上身直立后,或下地行走时出现头昏、头胀、头重脚轻、眼花等感觉。

（二）病因

引起术后头晕的因素很多,包括贫血、心律失常、心力衰竭、低血压、低血容量、药物中毒、尿毒症、哮喘等,应用阿片类药物后头晕的发生率可进一步增高。

（三）处理

1. 测量血压、监测心率及患者意识状态,及时纠正低血压和贫血。

2. 调整镇痛装置设置,静脉镇痛装置减少或停用背景输注,改为单纯 PCA。

3. 适当补充容量。

4. 患者下床活动需有人陪护,防止跌倒。

四、呼吸抑制

（一）不良事件定义

吸氧时 $SpO_2<90\%$,不吸氧时 $SpO_2<88\%$ 或呼吸频率≤8 次 / 分时为呼吸抑制。

（二）病因

镇痛药物中只有阿片类药物有呼吸抑制作用,主要表现在呼吸频率的减慢,同时伴有过度镇静。需与颅内病变引起的呼吸抑制相鉴别。

（三）防治

1. 常规监测呼吸频率、镇静状态和脉搏血氧饱和度。

2. 立即停用镇痛泵。

3. 予以面罩吸氧，必要时可给予加压辅助通气。

4. 呼吸抑制时可给予纳洛酮拮抗。宜分次小剂量静脉注射（0.04~0.12mg/1~2 分钟），避免大剂量给药后拮抗阿片类镇痛作用产生剧烈疼痛和烦躁等戒断症状。

五、肢体麻木、运动障碍

偶见于硬膜外镇痛的患者，不伴肢体乏力。在排除了术中局麻药的残留作用或神经损伤的可能后，可以不处理。待镇痛药物用完，症状自行消失。如患者不适严重，可停止镇痛装置背景输注后观察。

六、其他

（一）嗜睡（Ramsay 镇静评分≥4 分）

如果术后镇痛选用了麻醉性镇痛药，则患者会有轻度的嗜睡，老年及体弱患者嗜睡的程度可能要重一些。只要不影响神志及呼吸，可不必处理，但应紧密观察。亦可适当减少镇痛装置的背景输注量。

（二）尿潴留

腰骶段硬膜外镇痛装置应用局麻药、阿片类药都有可能引起尿潴留，一旦发生（10%~30%），首先鼓励患者按平常习惯姿势试行排尿，不成功的视其疼痛程度可考虑镇痛装置停止背景输注量，严重者可插导尿管。

（三）皮肤瘙痒

为阿片类药物的副作用。程度轻者可不处理，患者不能耐受的皮肤瘙痒可以试用小剂量纳洛酮（0.04~0.08mg，静脉注射或肌内注射）。如无改善可暂时停止镇痛装置，改用其他镇痛药。无改善患者可尝试单次静脉注射 10~20mg 丙泊酚。

【附录】

1. **Ramsay 镇静评分：**

1 分：清醒，烦躁不安。

2 分：清醒，安静合作。

3 分：欲睡，对指令反应敏捷。

4 分：入睡，呼之能应马上反应。

5 分：入睡，呼之反应迟钝。

6 分：沉睡，呼之无反应。

2. **情绪评分（Emotional scale，ES）：**

0~2 分：情绪良好，面容安静，应答自如。

3~5 分：情绪安静，面容淡漠，指令回答。

5~8 分：情绪焦虑或抑郁，面容痛苦，勉强应答。

>8 分：面容痛苦呻吟，强迫体位，无法应答。

3. 睡眠评分:

0分:睡眠良好

1分:睡眠一般

2分:睡眠较差

3分:睡眠极差,无眠

4. 恶心评分:

0分:无恶心

1分:稍有恶心

2分:时常有恶心

3分:持续有恶心存在

5. 呕吐评分

0分:无呕吐

1分:轻度呕吐,每天呕吐 1~2 次

2分:中度呕吐,每天呕吐 3~5 次

3分:重度呕吐,每天呕吐 >6 次

（张　冉　姜柏林　冯　艺）

第二章

护理人员在围手术期镇痛中的责任

护理人员在围手术期疼痛管理中有着非常重要的地位,临床工作中,她们是和患者接触时间最长的医务人员,是最了解患者不适症状的群体,也是患者第一时间可以寻求医疗帮助的人。护士必将成为疼痛管理队伍中的主要人员。护士是疼痛的主要评估者,也是镇痛措施的具体落实者和患者及家属的教育者和指导者。她们 24 小时在患者身旁,术后的病情观察、健康教育及疼痛的评估和镇痛效果的观察都是通过护士来完成的,他们能够通过与患者的交流沟通了解患者的疼痛情况。把疼痛评估方法列入患者入院宣教的内容,责任护士在患者入院当日即对其进行疼痛评估方法的培训,使患者理解并掌握。护士会给予疼痛的患者健康及缓解疼痛方法的指导。从患者入院开始宣教到出院指导中,都应将围手术期和康复过程可能遇到的疼痛以及如何评估、如何配合治疗疼痛和处理镇痛相关副作用作为重要护理内容加以介绍。

第一节 术前常规宣教内容

疼痛是一种患者的主观感受,涉及了医疗的各个领域。它包含了术后疼痛、诊疗引起的疼痛、癌症相关疼痛及其他非恶性疾病引起的疼痛。疼痛诊疗是否规范直接影响了患者对医疗护理行为的满意度。宣教内容包括:

1. 绝大多数术后疼痛是可预期的,可控制的。
2. 积极有效的术后镇痛有利于加速康复。
3. 熟知 NRS 等评估方法(图 1-2-1,图 1-2-2)。
4. 指导患者正确使用镇痛装置(PCA)。
5. 疼痛不缓解或加重、疼痛性质改变、出现新的疼痛时,应及时报告。
6. 了解药物成瘾性、依赖性和耐受性的概念,消除患者对使用镇痛药物的恐惧。

每位患者应懂得及时正确的疼痛评估和自我管理的重要性。

常用疼痛评估方法:主观疼痛强度评估

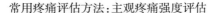

疼 痛 强 度 评 分 尺

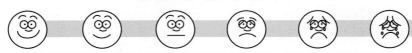

0　1　2　3　4　5　6　7　8　9　10

无痛　　　　　　　　　　　　　　　　　　剧痛

0:无痛;1~3:轻度疼痛(睡眠不受影响);4~6:中度疼痛(睡眠受影响);
7~10:重度疼痛(严重影响睡眠)

图 1-2-1

| 成 人 疼 痛 行 为 评 估 量 表 | | |
脸部肌肉表情	脸部肌肉放松	脸部肌肉紧张,皱眉,脸部肌肉扭曲	经常或一直皱眉,紧咬牙床
	0	1	2
休息	安静,表情安详,肢体活动正常	偶尔有些休息不好,并改变体位	经常休息不好,频繁改变体位
肌紧张	肌张力正常,肌肉放松	肌张力增加,手指或脚趾屈曲	肌肉僵硬
发声	无异常发声	偶尔发出呻吟声、哼声、哭泣或抽泣声	频繁或持续发出呻吟声、哼声、哭泣或抽泣声
安抚	满足的,放松的	通过谈话、分散注意力得到安抚	很难通过抚摸、谈话得到安抚

0分无痛;1~3分轻度疼痛;4~6分中度疼痛;7~10分重度疼痛。

| 小 儿 疼 痛 行 为 评 估 量 表 | | |
面部表情	微笑	偶尔皱眉,面部扭歪,淡漠	下颏颤抖或紧咬
	0	1	2
腿	放松体位	紧张,不安静	腿踢动
活动	静卧或活动自如	来回活动	身体屈曲,僵直或急扭
哭	无	呻吟、呜咽、偶哭	持续哭、哭声大
安慰	无需安慰	轻拍可安慰	很难抚慰

0分无痛;1~3分轻度疼痛;4~6分中度疼痛;7~10分重度疼痛。

图 1-2-2

第二节　术后疼痛患者的护理

　　携带术后镇痛装置的患者的术后疼痛护理由麻醉科和病房护士共同协作完成,但分工侧重有所不同。未携带镇痛装置的部分患者术后亦会经历不同程度的疼痛,病房护士也应该常规进行疼痛评估,对于中度以上(疼痛强度评分≥4分)的疼痛需及时向主管医生汇报。

一、病房护士对住院患者疼痛护理规范

（一）入院时护士对患者进行第一次疼痛评估，此后每日 14:00 进行一次评估。手术后未携带镇痛装置的患者应在手术当日进行一次疼痛评估(24 点之前)，手术后携带镇痛装置的患者术后 6 小时(镇痛装置开启时间为术后 0 时)进行一次疼痛评估。

（二）评估内容

1. 疼痛强度(安静及活动状态时的疼痛评分)、主要疼痛部位、疼痛性质、疼痛加重因素、睡眠情况、镇痛方式、皮肤瘙痒、恶心呕吐、腹胀、有无嗜睡、头晕、呼吸抑制、排便习惯改变、爆发痛次数。

2. 日常生活能力评定　采用护理评估单中的《日常生活能力评定量表》(见附件 1)。

3. 当患者疼痛强度评分≥4 分、要求疼痛治疗时，及时通知医生，医生下达疼痛治疗的医嘱，护士遵医嘱给予治疗。根据疼痛治疗的方法、给药途径不同，护士需再次进行评估。

（1）冰敷或热敷：2~4 小时后评估并记录。

（2）制动：2~4 小时后评估并记录。

（3）理疗：1~2 小时后评估并记录。

（4）静脉给药后 15~30 分钟再次评估并记录。

（5）肌内注射 / 皮下注射后 30~60 分钟再次评估并记录。

（6）口服给药后 60~90 分钟再次评估并记录。

（7）肛门给药后 60~90 分钟再次评估并记录。

（8）皮肤贴剂后 6 小时后再次评估并记录。

二、麻醉护士对携带镇痛装置患者疼痛护理规范

（一）术后每天至少随访一次，包括疼痛、生命体征、治疗相关副作用和镇痛装置工作状况。

（二）基本生命体征如疼痛强度、心率、血压、呼吸频率(或 SpO_2)。

静息疼痛强度评分≥4 分，或活动时疼痛强度评分 >6 分时，需要评估主要疼痛部位、疼痛性质。

（三）评估可能与镇痛相关的副作用，包括头晕、恶心、呕吐、皮肤瘙痒、下肢麻木、尿潴留等。中度以上副作用应适当下调镇痛装置参数。并及时上报主管麻醉医生。

（四）检查镇痛装置工作状态、患者按压次数。如果每小时有效按压超过 3 次，说明患者存在较强疼痛和镇痛装置剂量需要调整。

（五）采用硬膜外镇痛的患者，如硬膜外导管意外脱出，应及时通知主管麻醉医生并更换其他镇痛方式。

（六）在停止使用自控镇痛治疗后应将患者对术后镇痛治疗总体满意度进行记录。

（七）建立术后镇痛交接记录本，对需要交班的内容进行记录，保证疼痛治疗的持续性，发现问题及时处理。

（八）当发生严重副作用，随访人员应先停止镇痛装置的使用并与主管麻醉医生联系，必要时通知主任给予患者及时正确的诊治。对镇痛不全及副作用不可以耐受的患者给予处理后，应再次巡视直至疼痛强度评分≤3 分、副作用可以耐受。

（九）常见的副作用及护理要点

1. 恶心呕吐

（1）麻醉未清醒的患者呕吐时应头偏向一侧，防止误吸。

（2）贫血、低血压、血容量不足都会引起恶心。

（3）遵医嘱给予镇吐药物治疗。

（4）保持床单的清洁。

2. 头晕

（1）患者术后第一次坐起、站立需要陪护，防止坠床、跌倒。下地三部曲：睁眼躺 30 秒，床旁坐 30 秒，起立站 30 秒，之后再走。

（2）头晕患者尽量采取平卧位，可以缓解。

3. 镇痛不全 正确指导患者使用自控镇痛按钮。静脉自控镇痛装置按压时间间隔在 5~15 分钟，硬膜外自控镇痛装置按压时间间隔在 10~15 分钟，神经阻滞自控按压时间间隔在 30~60 分钟。自控镇痛按钮按压时机：在疼痛强度评分≥4 分时；可预知的疼痛刺激发生前 10~15 分钟。

4. 运动状态

（1）全身麻醉携带静脉镇痛装置的患者不会影响下肢运动肌力。

（2）椎管内麻醉携带静脉镇痛装置的患者，在术后 6~12 小时下肢运动感觉自上而下逐渐恢复，如未恢复或进行性加重应联系麻醉科会诊。

（3）携带硬膜外 / 神经阻滞镇痛装置的患者应注意观察肢体的运动状态。

术后应用低分子肝素治疗的患者，硬膜外导管拔出时间按照指南建议，一般应在用药前 2 小时或给予低分子肝素治疗后 12 小时。

（4）镇痛结束整理、保存镇痛数据。

三、术后 PCA 镇痛装置的管理流程

（一）检查镇痛装置及穿刺部位

1. 管路连接紧密、通畅、敷料粘贴完好。

2. 若患者携带硬膜外或神经阻滞镇痛装置，观察穿刺处敷料粘贴紧密，如渗血、渗液超出敷料范围，及时报告麻醉医师；若患者携带静脉镇痛装置，观察穿刺处如出现红、肿、热、痛及渗液，应拔除重新穿刺。

3. 使用静脉镇痛装置时，尽量使用单独通路。

（二）固定镇痛装置的方法

1. 当患者卧床时，将装置上的吊带挂在输液架上，将自控镇痛按钮放置在患者伸手可及处。

2. 当患者下床活动时，将镇痛装置吊带斜挎在身上、挂在可移动输液架上或将其放入上衣口袋内。

（三）按照《住院患者疼痛护理评估规范》进行疼痛评估

（四）指导患者正确使用 PCA 的自控镇痛按钮

（五）简单故障排除

1. **管路下端阻塞** 若携带的为静脉镇痛装置，首先确认输液通路是否通畅。

2. **低电量**　联系麻醉科更换电池。

（六）注意事项

1. 携带腰段硬膜外镇痛装置并留置尿管患者,建议停用镇痛装置后再拔除尿管。

2. 自控镇痛装置药袋内的药液含阿片类药物的成分,停止镇痛装置后应将药袋毁形,剩余药液倾倒。

3. 一次性术后自控镇痛装置药袋应根据产品说明,一般单次使用时间不应超过96小时。

第三节　非药物性镇痛护理

护理人员是术后非药物镇痛的主要实施者,适当的非药物治疗可有效缓解疼痛且副作用轻微。

一、环境

（一）病室宜保持整洁,空气清新,光线适宜。

（二）工作人员应做到说话轻、走路轻、操作轻、关门轻。

二、心理支持

（一）应鼓励患者表达疼痛感受。

（二）可通过安慰、倾听、解释、指导、鼓励等方法,给予患者心理支持。

（三）与患者建立良好的护患关系,增强患者的信任感。

三、体位

（一）指导或协助患者采取舒适体位。

（二）使用正确的翻身方法。

四、辅助用具的使用

（一）应根据患者日常生活的需要选择合适的辅助用具。

（二）应根据患者疼痛的部位选择合适的辅助用具。

（三）应指导患者辅助用具的使用方法。

五、物理疗法的护理

（一）冷敷

1. 评估患者冷敷部位血液循环和皮肤情况。

2. 禁用于血管收缩引起的疼痛;禁用于血液循环障碍和对冷过敏的患者;感觉异常、年老体弱者慎用。

3. 禁忌部位包括颈后、耳廓、阴囊处、心前区、腹部、足底等。

（二）热敷

1. 评估患者热敷部位皮肤情况。

2. 禁用于未明确诊断的急性疼痛、面部危险三角区感染、软组织损伤 48 小时内。

第四节　疼痛护理质控

建立科学的管理制度与流程以保证恰当的治疗以及用药方法。将疼痛评估、疼痛干预措施和医嘱纳入医院现有的各类相关"临床路径表单"中。建立完善的医护人员的培训制度与方案,保证优质医疗的顺利实施。

护理部由一名副主任牵头负责全院的疼痛护理的质控工作,质控要点包括:

1. 入院宣教患者是否能够理解疼痛强度评估方法,并会使用。

2. 所有住院患者每天有疼痛强度评分(体温单)。

3. 疼痛患者(评分≥4)有疼痛评估记录。

4. 疼痛评估的准确性,使用镇痛药物的患者回溯疼痛强度评分。

5. 分析严重不良事件,如跌倒、坠床、严重压疮、尿潴留、严重手术后直立不耐受等是否与镇痛有关,并提交麻醉科、外科,通过多学科会诊,必要时调整治疗方案。

第三章

外科医生在围手术期镇痛管理中的责任

外科医生是手术的最重要实施者。在切除病灶的同时,又制造了新的创伤。而术中的创伤、应激是术后疼痛的重要原因。因此,在围手术期疼痛控制中,外科医生的作用不言而喻。外科医生的手术技术、对围手术期疼痛发生发展的认识、对基本的镇痛措施的掌握都将有助于缓解术后疼痛。

第一节　围手术期神经保护

一、术前

不同的外科手术对体位有不同的要求。但体位如果摆放不当会引起神经损伤。外科医生应在术前与护士及麻醉医生就体位问题进行充分的沟通及交流,就术中体位的要求及体位摆放过程中外周神经的保护问题达成共识。如果手术类型特殊,术前应充分考虑体位对外周神经的压迫及牵拉问题,制定合适的体位摆放策略及神经保护策略。如俯卧位尺神经保护、截石位的腓神经保护、侧卧位臂丛保护等。

二、术中

围手术期急性疼痛的产生根本原因在于手术创伤。而围手术期急性疼痛的管理目标主要是加快患者康复,减少由于疼痛造成的生理及心理并发症的发生几率。其中还有一项重要的内容是减少术后慢性疼痛的发生率。而术后慢性疼痛的产生,很大一部分原因是由于术中神经损伤。研究表明胸外科手术中肋间神经牵拉及损伤,术后疼痛的强度持续时间均延长,同时术后慢性疼痛的发生率也大大增加。因此外科手术过程中对相邻重要的神经进行保护就尤为重要。而术中神经功能的保护需要外科医生在手术操作过程中进行。例如在胸外科手术过程中注意保护肋间神经避免过度牵拉和损伤;乳腺手术中避免臂丛神经损伤;疝气、阑尾手术中尽量保护髂腹下和髂腹股沟神经;髋关节手术注意保护坐骨神经等。

三、术后

术后患者应采用何种体位,外科医生应与麻醉医生及护士进行沟通。在搬运患者的过程中注意外周神经的保护,如臂丛神经等。搬运患者过程要轻柔、有序。

第二节　减轻手术创伤(微创手术)

手术创伤的大小严重影响术后疼痛的强度及持续时间。研究表明腹腔镜手术较传统开腹手术,术后在疼痛强度、疼痛持续时间及术后阿片类药物的用量上都明显减少;胸腔镜手术较传统开胸手术也发现同样的结果。同时研究还表明手术时间是引起术后急性疼痛的重要因素之一,对于同样的手术,手术时间较短,术后急性疼痛的程度、持续时间以及术后阿片类药物应用的量都明显减少。因此,为了减少术后急性疼痛的发生,为患者提供更为有利的术后康复条件,在保证患者安全及保证治疗效果的前提下,尽量采用微创手术技术,缩短手术时间,能够为术后急性疼痛的管理提供更为有利的条件,从而加速患者的康复、减少住院天数、减少治疗费用。

第三节　术中辅助镇痛、术后补救镇痛和序贯镇痛治疗

一、术前预防镇痛

研究表明术前给予患者口服预防性镇痛药物可以有效缓解术后疼痛的程度以及减少术后阿片类药物的用量,结合我国国情,关于术前药物的应用,麻醉医生应与外科医生共同制定镇痛药物的应用策略。最多推荐应用的药物是对乙酰氨基酚和 NSAIDs。

二、术中外科医生尽可能多地采用微创手术技术以减轻疼痛

三、术中辅助镇痛

手术缝合切口前,伤口处进行局部麻药浸润(0.5%~0.75% 罗哌卡因 5~15ml)可明显减少术后疼痛,是既简便且副作用小、维持时间可长达 10 余小时的镇痛方法。另外,手术结束前,外科医生还可以协助行肋间神经阻滞(胸科手术、心脏微创手术),关节周围浸润(关节置换手术)以减轻术后近期疼痛强度,减少阿片类药物,并降低镇痛相关并发症。

四、补救镇痛

外科医生应了解患者所带镇痛装置内的药物配方,术后镇痛不全时,可选择适当的补救镇痛措施,以免同类药物过量。最常用的药物有 NSAIDs、奇曼丁、氨酚羟考酮等。

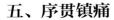

五、序贯镇痛

术后使用 2~3 天镇痛装置后,有些手术的患者可能仍存在中到重度疼痛,如关节置换术后、胸外科手术后。外科医生应能够及时进行口服药序贯镇痛治疗。常用药物:氨酚羟考酮(泰勒宁)1~2 片 / 次,一天 2~3 次;塞来昔布(西乐葆)200mg,一天 1~2 次;奇曼丁 50~100mg,每 12 小时一次。

第四章

多学科围手术期镇痛管理的运行方式

术后疼痛的治疗涉及外科、麻醉科、护理、康复科以及患者和家属,为了改善目前急性疼痛治疗的现状,使各种疼痛治疗指南及疼痛治疗技术在临床工作中更有可操作性,需要多学科共同参与。

pMDT(Multi~Disciplinary Team for Pain)诊疗模式以患者为中心、以多学科专家组为依托,为患者提供了最科学最合理的疼痛诊疗方案。然而,组织、运作过程规范和有效是 pMDT 决策能贯彻实施的保障。总体来讲,一个有效的 pMDT 应该具备如下特点:

1. pMDT 的诊治建议应该由不同专业的具有一定专业水平的医生协商制定。

2. 患者能从 pMDT 诊疗过程中获得有效的诊疗信息和帮助。

3. pMDT 团队需要有良好的数据管理机制,既能为患者保存就诊资料,也可用于临床管理和科学研究。

4. pMDT 团队需要定期对近期的治疗效果进行总结,调整和细化治疗方案。

5. pMDT 治疗决策需遵循行业指南同时要考虑不同医院的实际情况而做出。

6. pMDT 诊疗过程中要求成员间的交流与合作。

7. pMDT 团队成员有机会获得专业继续教育。

第一节　多学科镇痛管理目的

将术后疼痛作为一种并发症,通过多学科、多环节、多方法以有效地减少术后急性疼痛的发生及程度,防范和减少并发症及不良反应,为患者术后康复提供良好的条件,以期减少患者的花费,同时改善患者的预后。

第二节 多学科围手术期镇痛管理组织构架

主要构成是参与围手术期疼痛治疗的相关科室,包括麻醉科、外科、护理部、康复科、药剂科等。在多学科合作过程中,麻醉医生应占有重要地位。同时建议设置专门的疼痛护士。

第三节 多学科围手术期镇痛管理不同科室职责

一、外科

与麻醉医生、护士一起制定围手术期疼痛管理策略,包括术前镇痛药物的应用、术中尽量采用微创手术技术、术中进行区域阻滞(如肋间神经阻滞、膝关节周围浸润、伤口周围浸润等)。了解镇痛技术的进展,实施新术式及应用新药物时与小组成员探讨可能对术后疼痛及镇痛技术的影响。同时还应该尽量缩短手术时间、减少术中出血。特别是对于围手术期疼痛治疗策略的配合和监督。

二、麻醉科

每位麻醉医生都应该是核心镇痛技术的掌握者。有责任对护士、外科医生进行急性疼痛管理培训,制定疼痛治疗流程和规范,并且与相关人员举行定期会议,分析在疼痛治疗过程中出现的问题,根据现有的证据提出符合现阶段情况的最合适的改进措施。同时还要收集和整理外科医生对于镇痛的要求,考虑外科医生手术操作情况,考虑镇痛技术对术后康复的影响以及对外科医生术后病情判断的影响,根据具体情况制定适合自己医院的最佳镇痛策略。定期对相关证据进行更新,收集并分析相关资料,寻找更好的疼痛治疗措施。

三、护理部

护士在急性疼痛治疗过程中发挥着重要作用,护理部应在医院层面建立相应的疼痛护理流程及制度。对护士进行相应的疼痛专项教育。

(一)病房护士

对患者进行疼痛相关知识宣教,监督镇痛措施的实施情况,评估患者疼痛程度(静息和运动),记录疼痛治疗过程中的患者一般状况以及意识状况。发现疼痛治疗过程中的并发症应及时联系小组成员进行相应治疗。同时还应定时进行有关疼痛治疗的学习,熟悉相关药物及治疗措施以及不良反应。每个科室应该配备1~2名疼痛护士,负责科室间协调及对其他护士进行相应的培训,监督科室围手术期镇痛方案实施情况。

(二)麻醉护士

对术后应用镇痛装置的患者进行随访并记录,镇识别痛不良事件,如镇痛不全、恶心、呕吐等。负责完成护理部对临床护士关于疼痛知识的培训。定期参加多学科围手术期疼痛管理会议,了解最新进展。对病房护士反映的问题进行反馈,针对各个科室制定相应的急性疼痛管理护理规范。

四、其他学科

康复医生应根据患者的一般状况制定术后康复方案,同时提出康复过程中的疼痛治疗需求,同时应对相关文献进行学习,获取最新的治疗方案。心理医生参与对患者心理问题的分析及调整,同时对护士和医生进行相应培训以缓解患者紧张焦虑情绪。药剂科的药事管理对监督、培训临床医生规范、科学应用镇痛药物可起到促进作用。

第四节　协 商 机 制

对于术后急性疼痛治疗成功的关键是所有人员之间有良好的沟通与合作。因此需要所有小组成员定期进行讨论、分享现有方案,并进行知识更新,改进现有镇痛计划。

疼痛管理的目标始终应该以患者为中心,听取患者的感受。因为疼痛是一种主观感受,只有患者是直接感受疼痛并接受疼痛治疗的人。因此,在疼痛管理中与患者及其护理人员进行讨论是十分必要的手段。

术前对患者及其看护人员进行疼痛相关的宣教是十分必要的。让患者及其看护人员了解疼痛以及我们能够给予的镇痛手段会明显减轻患者对于手术及疼痛的焦虑,提高患者满意度。

第五节　质量改进措施

对于疼痛治疗过程中存在的问题,病房护士及外科医生应记录在病案中,并及时反馈至多学科围手术期疼痛小组中。建议小组成员 3 个月进行一次围手术期疼痛管理质量评估会议,会议中对存在的问题进行分析,提出改进方案。方案应由疼痛护士整理并通知相关人员。

具体运营管理措施详见 pMDT 专家共识。

(何 苗　王 泠)

附件 1　北京大学人民医院疼痛护理评估表第＿＿页

病案号＿＿＿　科室＿＿＿　床号＿＿＿　姓名＿＿＿　性别＿＿＿　年龄＿＿＿　诊断＿＿＿

手术日期＿＿＿　手术名称＿＿＿　入院日期＿＿＿　回病房时间＿＿＿　是否使用镇痛装置否□是□镇痛装置开启时间＿＿＿

镇痛装置停止时间＿＿＿

日期及时间	日常生活能力评定	心率 次/分钟	血压 mmHg	呼吸 次/分钟	疼痛评分(静息/活动) 无法自评	主要疼痛部位	疼痛性质	疼痛加重因素	睡眠情况	护理措施	镇痛方法	镇痛治疗意向	排便习惯改变	用药后副作用							爆发痛次数	其他	评估者
														腹胀	头晕	恶心	呕吐	皮肤瘙痒	嗜睡	呼吸抑制			

附件 2　呼吸抑制应急预案

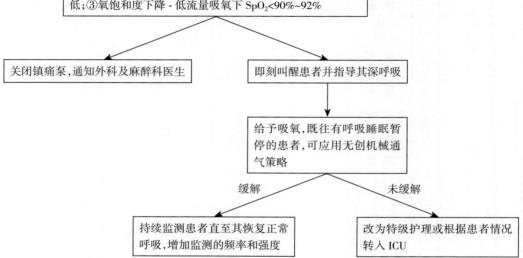

患者出现：①呼吸抑制的征象 - 呼吸频率 ≤ 8 次 / 分钟，和 / 或呼吸节律异常并伴有小幅度胸廓起伏，呼吸费力，打鼾或发出其他异常呼吸音；②镇静逐渐加深 -RASS<0 并且逐渐降低；③氧饱和度下降 - 低流量吸氧下 SpO$_2$<90%~92%

关闭镇痛泵，通知外科及麻醉科医生

即刻叫醒患者并指导其深呼吸

给予吸氧，既往有呼吸睡眠暂停的患者，可应用无创机械通气策略

缓解

未缓解

持续监测患者直至其恢复正常呼吸，增加监测的频率和强度

改为特级护理或根据患者情况转入 ICU

第二篇

不同手术的围手术期镇痛管理方案

第二篇将对各部位手术的围手术期疼痛管理按照术前、术中、术后三个阶段,不同学科(麻醉、外科、护理)各自管理职责和内容进行详细阐述。

第一章

头颈部手术

头颈部手术涉及科室众多,包括头颅外科、眼科、耳鼻喉科、颈部普外科(甲状腺等)、颈部血管科。不同术式的康复目标不同。

第一节　头　颅　手　术

一、术后疼痛分布及疼痛强度

颅脑手术术后的疼痛程度一般为轻、中度,持续 1~3 天。颅内手术患者疼痛的发生率明显低于颅外手术患者,额部开颅手术患者疼痛最剧烈,但由于手术后早期医生更关注患者清醒程度,所以往往忽略颅脑手术术后早期的疼痛治疗。

颅脑手术术后疼痛特点:颅内压增高引起的头痛,发生在脑水肿高峰期,常伴恶心,一般在术后 2~4 天。伤口疼痛在术后 12~48 小时明显,之后缓解。

二、康复目标

颅脑手术的 ERAS 目标:

1. 无术后并发症,早期苏醒,早期恢复保护性反射,早期下床活动。

2. 无严重镇痛药物相关的恶心呕吐。

三、多学科围手术期镇痛管理的实施

(一)术前准备

1. **麻醉医生**　根据患者手术、疾病状况初步制订术中

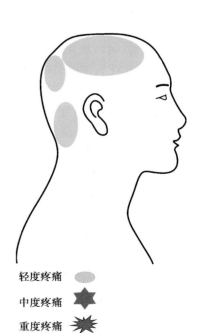

轻度疼痛　⬭

中度疼痛　✦

重度疼痛　✹

图 2-1-1　颅脑手术术后疼痛分布及强度

麻醉方法和术后镇痛方法。颅内占位性病变患者要注意评估术前中枢神经系统功能。访视患者并交代术后预计疼痛程度和可选择的镇痛方法。

2. **外科医生** 讲解手术方式和相关并发症及治疗。

3. **病房护士**

（1）术前集中健康宣教，通过幻灯片授课形式或一对一指导患者正确认识疼痛及如何减轻疼痛。

（2）向患者介绍疼痛强度评估方法。

（3）入院时对患者进行第一次疼痛强度评分，次日起每日下午 14:00 进行一次评分。

（4）指导患者使用疼痛强度评估工具进行疼痛强度评分。

（二）术中减低围手术期应激和疼痛的措施

1. **麻醉管理** 颅脑手术多选择全麻，亦可以选择局部麻醉复合镇静镇痛。

（1）预防低体温（核心体温保持在 36℃ 以上）。

（2）控制补液（目标导向液体治疗，以维持血流动力学稳定、颅内压稳定为目标）。

（3）降低应激反应：充分镇痛。根据伤口位置，选择联合神经阻滞（枕大、枕小神经、眶上神经等）或切口局部浸润阻滞。

（4）无论选择何种麻醉方法，均要充分镇痛，维持适宜的镇静深度，避免呛咳、体动。

（5）积极控制术后疼痛：手术结束前 30 分钟给予 NSAIDs，建议应用不影响血小板聚集的选择性 COX2 抑制剂（如帕瑞昔布 40mg 静脉注射）。或者曲马多 1mg/kg，曲马多建议 2~3 分钟经静脉滴注，降低恶心呕吐发生率。

（6）积极预防术后恶心、呕吐：手术结束前 30 分钟给予托烷司琼 5mg 静脉滴注，也可选择地塞米松 5mg 静脉滴注。

2. **外科手术** 尽量减轻手术创伤，充分止血，术前头皮伤口可进行 0.5% 罗哌卡因局部浸润麻醉（可以加用肾上腺素）。亦可以采用 0.25%~0.5% 长效局麻药阻滞支配手术切口区的神经，如枕大神经、枕小神经、眶上神经等可提供 8~12 小时的术后镇痛。

术后血性脑脊液刺激脑膜引起的头痛，需行腰穿术引流血性脑脊液缓解疼痛；脑脊液外漏或脑脊液引流过度可以引起颅内压降低，也会导致头痛，处理方法：缝合漏口、抬高引流袋位置、鼓励饮水、取头低位。

（三）术后镇痛措施及管理

1. **术后镇痛措施** 对于颅脑手术患者，术后维持意识清醒和保护性反射存在是十分重要的。意识未清醒患者术后 1~3 天静脉注射 NSAIDs 药物或者对乙酰氨基酚镇痛。意识清醒、保护性反射存在的患者可以口服 NSAIDs 药物或者对乙酰氨基酚镇痛，建议塞来昔布 200mg 口服，一天 2 次；或者复方对乙酰氨基酚片 1 片，一天 3 次。此外，意识清醒患者重度疼痛时可以选用阿片类药物静脉镇痛，但要密切观察患者意识变化；对于有再出血倾向的开颅手术，术后第一天需谨慎使用非选择性 NSAIDs。

2. **术后镇痛护理**

疼痛评估：麻醉护士、外科护士每天各进行 1 次疼痛评估。注意观察镇痛相关副作用，并报告外科医师。疼痛评分 ≥4 时，应通知外科医生进行处理，并再次评估。

如果出现脑脊液外漏或脑脊液引流过度引起的颅内压降低性头痛，病房护士配合外科医生抬高引流袋位置、鼓励患者饮水、嘱患者取头低位。

3. **常见不良事件**　神经外科的许多临床症状与镇痛治疗的副作用相似,因此对镇痛副作用的鉴别诊断及防治显得格外重要。

(1) 恶心、呕吐:麻醉镇痛药物等引起的恶心呕吐通过预防性给药可以起到很好的效果,建议甲氧氯普胺 10mg 静脉滴注或 5-HT$_3$ 受体阻滞剂昂丹司琼 8mg 静脉滴注或托烷司琼 5mg 静脉滴注,必要时以上药物可与地塞米松 5mg 静脉滴注或氟哌利多 1mg 静脉滴注联合应用。但需与颅脑疾病本身引起的恶心、呕吐相鉴别。

(2) 呼吸抑制:开颅手术患者术后镇痛要特别注意观察有无呼吸抑制,并要与颅脑疾病本身相鉴别。术后慎用阿片类药物,阿片类药物引起的呼吸抑制最大特点是呼吸频率减慢、伴有镇静和瞳孔缩小。如为阿片类药物引起,可缓慢给予小剂量(0.04~0.1mg/1~2 分钟)纳洛酮纠正。如疑为颅内疾病引起,酌情选择适当处理方法,如:紧急切开,引流,必要时行气管内插管。

表 2-1-1　头颅部手术术后镇痛工作流程图

	术前	术中	POD1	POD2	POD3	备注
外科医师	术前准备	减少手术创伤,加用局部浸润麻醉	关注术后 NRS 评分,中重度疼痛时及时补救用药,并处理相关副作用,必要时与麻醉医生沟通			
麻醉医师	术前评估,确定麻醉方式	降低应激和疼痛。静脉麻醉为主,短效阿片类药物。积极预防恶心呕吐	和麻醉护士及外科医生沟通,了解术后镇痛效果,及时处理镇痛不足和(或)相关副作用			
麻醉护士	了解麻醉与术后镇痛方式,负责病房护士疼痛培训		如患者携带镇痛装置,每日进行至少一次随访			
病房护士	介绍疼痛评分方法、康复时机和方法、术前注意事项		每日 1 次及以上的疼痛评估;了解有无镇痛副作用;必要时向医生汇报			

POD,手术后天数

第二节　眼部手术

一、术后疼痛分布及疼痛强度

眼科手术的疼痛程度一般属轻度疼痛,位置在眼周区域,持续 1~3 天。

二、康复目标

眼部手术的 ERAS 目标:

1. 术后不需要特殊体位的患者术后 4~6 小时可下地活动,并可以恢复正常饮食。

2. 眼压维持正常,即可以术后早期活动。

3. 无严重恶心呕吐。

4. 可以通过口服药物获得满意镇痛。

三、多学科围手术期镇痛管理的实施

(一)术前准备

1. **麻醉医生** 根据患者手术、疾病状况初步制定术中麻醉方法和术后镇痛方法。访视患者并交代术后预计疼痛程度、可选择的镇痛方法、伤口之外可能的疼痛,例如全身麻醉气管插管或者喉罩操作后咽部可能疼痛 1~2 天。

2. **眼科医生** 讲解手术方式和相关并发症及防治。

3. **病房护士**

(1)术前健康宣教,讲解如何配合手术。通过幻灯片授课形式或一对一指导患者正确认识疼痛及如何减轻疼痛。

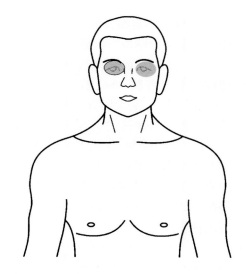

轻度疼痛
中度疼痛
重度疼痛

图 2-1-2 眼科手术术后疼痛分布及强度

(2)指导患者使用疼痛强度评估工具进行疼痛强度评分。

(3)入院时对患者进行第一次疼痛强度评分,次日起每日下午 14:00 进行一次评分。

(二)术中减低围手术期应激和疼痛的措施

1. **麻醉医生**

(1)预防低体温(核心体温保持在 36℃以上)。

(2)控制补液(局麻手术,不插尿管,很快可以进食,因此术中只要血流动力学平稳,适当限制输液)。

(3)降低应激反应:充分镇痛(表面麻醉、球后神经阻滞)。

(4)维持适宜的镇静深度,充分放松,避免体动。

(5)积极控制术后疼痛:手术结束前 30 分钟给予氟比洛芬酯 1mg/kg(无相关禁忌证)或者曲马多 1mg/kg,曲马多建议 2~3 分钟经小壶滴入,降低恶心呕吐发生率,或者帕瑞昔布 40mg 静脉注射。如果是儿童患者,可选择芬太尼 0.5~1.0μg/kg 小壶滴注。

(6)积极预防术后恶心、呕吐:手术结束前 30 分钟经小壶给予托烷司琼 5mg,根据手术操作也可选择地塞米松 5mg。

2. **眼科医生**

(1)尽可能减小手术创伤,行球后神经阻滞(2% 利多卡因 2.5ml+1% 罗哌卡因 2.5ml),手术操作轻柔。

(2)充分眼表面麻醉,0.4% 奥布卡因 1~4 滴 / 眼。

3. **麻醉护士**

了解镇痛方案,麻醉方式。

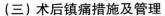

（三）术后镇痛措施及管理

1. 术后镇痛措施 除非眼部重大创伤手术后，一般眼部手术靠口服药物即可达到满意镇痛。

术后 1~3 天口服 NSAIDs 药物或者对乙酰氨基酚即可获得满意镇痛，建议塞来昔布 200mg，每天 2 次；或者复方对乙酰氨基酚片 1 片，每天 3 次。6 岁以上儿童复方对乙酰氨基酚片 0.5~1 片，每天 3 次，1~6 岁儿童对乙酰氨基酚混悬滴剂 1.5ml，每天 3~4 次。

2. 术后镇痛护理

（1）护士每天至少进行 1 次疼痛评估。

（2）注意观察镇痛相关副作用，并报告医师。疼痛评分≥4 时，应通知医生进行处理，并再次评估。

3. 镇痛相关并发症的处理

（1）恶心、呕吐：眼部手术恶心呕吐并不多见，通过预防性给药可以起到很好的效果，建议甲氧氯普胺 10mg 静脉滴注、5-HT 受体阻滞剂昂丹司琼 8mg 静脉滴注或托烷司琼 5mg 静脉滴注，必要时以上药物可与地塞米松 5mg 静脉滴注联合应用。

（2）眼压高：积极防治高血压、恶心呕吐。可口服醋甲唑胺 25mg 每天 2 次，降低眼压。

表 2-1-2　眼科手术术后镇痛工作流程图

	术前	术中	POD1	POD2	POD3	备注
眼科医师	术前准备	减少手术创伤，球后阻滞，表面麻醉	关注术后 NRS 评分，中重度疼痛时及时补救用药，并处理相关副作用，必要时与麻醉医生沟通			
麻醉医师	术前评估，确定麻醉方式	降低术中应激和疼痛，应用短效阿片类药物，积极预防恶心呕吐	与护士及眼科医生沟通，了解术后镇痛效果，及时处理镇痛不全和（或）镇痛相关副作用			
病房护士	介绍疼痛评分方法、康复时机和方法、术前注意事项		每日 1 次疼痛评估；了解有无镇痛副作用；必要时向医生汇报			

第三节　耳　部　手　术

一、术后疼痛分布及疼痛强度

耳部手术的疼痛程度平均为轻至中度，持续 1~3 天。

二、康复目标

耳部手术的 ERAS 目标：

1. 术毕 4~6 小时无眩晕可下地活动,并可以恢复正常饮食。

2. 无严重恶心呕吐。

3. 可以通过口服药物获得满意镇痛。

三、多学科围手术期镇痛管理的实施

(一)术前准备

1. **麻醉医生**　根据患者手术、疾病状况初步制定术中麻醉方法和术后镇痛方法。了解患者有无眩晕病史,手术是否涉及内耳,此类手术出现术后眩晕风险较高。访视患者交代术后预计疼痛程度,可选择的镇痛方法。

2. **外科医生**　与患者沟通手术方式。讲解手术相关并发症及治疗。

3. **病房护士**

(1)术前健康宣教,通过幻灯片授课形式或一对一指导患者正确认识疼痛及如何减轻疼痛。

(2)指导患者使用疼痛强度评估工具进行疼痛强度评分。

(3)入院时对患者进行第一次疼痛强度评分,次日起每日下午 14:00 进行一次评分。

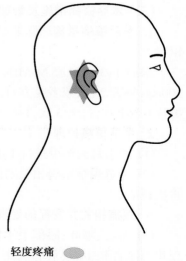

轻度疼痛
中度疼痛
重度疼痛

图 2-1-3　耳科手术术后疼痛分布及强度

(二)术中减低围手术期应激和疼痛的措施

1. **麻醉管理**　耳部手术多采用全麻。

(1)预防低体温(核心体温保持在 36℃以上)。

(2)控制补液(目标导向液体治疗,维持血流动力学稳定,适当限制输液)。

(3)降低应激反应:充分镇痛。手术开始前给予 NSAIDs。

(4)积极预防术后疼痛:手术结束前 30 分钟给予氟比洛芬酯 1mg/kg(无相关禁忌证)或者曲马多 1mg/kg 静脉滴注,曲马多建议 2~3 分钟经静脉小壶滴入,降低恶心呕吐发生率,或者帕瑞昔布 40mg 静脉注射。如果是儿童患者,可选择芬太尼 0.5~1.0μg/kg 静脉滴注。

(5)积极预防术后恶心、呕吐:手术结束前 30 分钟给予 5-HT$_3$ 受体抑制剂,如托烷司琼 5mg 或昂丹司琼 8mg 静脉滴注,根据手术操作也可选择地塞米松 5mg 静脉滴注。

2. **外科医生**　建议术前即进行切口局麻药浸润,可选择 0.5% 罗哌卡因 5~10ml 或 2% 利多卡因(可酌情加用肾上腺素)。术中尽量避免神经损伤,如果发生,告知麻醉医生,术中及时使用激素治疗,如甲泼尼龙琥珀酸钠 40mg 静脉滴注。

(三)术后镇痛及管理

1. **术后镇痛措施**　术后 1~3 天口服 NSAIDs 药物或者对乙酰氨基酚即可获得满意镇痛,建议塞来昔布 200mg 每天 2 次;或者复方对乙酰氨基酚片 1 片每天 3 次。6 岁以上儿童复方对乙酰氨基酚片 0.5~1 片每天 3 次,1~6 岁儿童对乙酰氨基酚混悬滴剂 1.5ml 每天 3~4 次。

2. 术后镇痛护理

(1) 疼痛评估:麻醉护士、外科护士每天各进行 1 次疼痛评估。

(2) 非药物镇痛:分散注意力、心理安抚。避免伤口受压。

(3) 注意观察镇痛相关副作用,并报告外科医师。疼痛评分≥4 时,应通知外科医生进行处理,并再次评估。

3. 常见不良事件

(1) 恶心、呕吐:耳部手术恶心呕吐并不多见,通过预防性给药可以起到很好的效果,建议甲氧氯普胺 10mg 静脉滴注或 5-HT$_3$ 受体阻滞剂昂丹司琼 8mg 静脉滴注或托烷司琼 5mg 静脉滴注,必要时以上药物可与地塞米松 5mg 静脉滴注或氟哌利多 1mg 静脉滴注联合应用。如果术中应用了镇吐药物,6 小时内不宜重复使用同类药物。

(2) 眩晕:涉及内耳的手术可能会出现眩晕,下床活动需有人陪护,预防跌倒,可以应用激素治疗,甲泼尼龙琥珀酸钠 40mg 静脉滴注每天 1 次,应用 3 天。

表 2-1-3　耳科手术术后镇痛工作流程图

	术前	术中	POD1	POD2	POD3	备注
耳鼻喉科医师	术前准备	减少手术创伤,麻醉药局部浸润	关注术后疼痛评分,中重度疼痛时及时补救用药,并处理相关副作用,必要时与麻醉医生沟通			
麻醉医师	术前评估,确定麻醉方式	手术开始前即积极镇痛,降低应激和疼痛。积极预防恶心呕吐	和麻醉护士及耳鼻喉科医生沟通,了解术后镇痛效果,及时处理镇痛不足和(或)相关副作用			
麻醉护士	负责病房护士疼痛培训					
病房护士	介绍疼痛评分方法、康复时机和方法、术前注意事项		每日 1 次及以上的疼痛评估;了解有无镇痛副作用;必要时向医生汇报			

第四节　鼻 部 手 术

一、术后疼痛分布及疼痛强度

鼻部手术的疼痛程度平均为轻至中度,持续 1~3 天。

二、康复目标

鼻部手术的 ERAS 目标

1. 术毕 4~6 小时可下地活动,并可以恢复正常饮食。

2. 无严重恶心呕吐。

3. 可以通过口服药物获得满意镇痛。

三、多学科围手术期镇痛管理的实施

（一）术前准备

1. **麻醉医生**　根据患者手术、疾病状况初步制定术中麻醉方法和术后镇痛方法。访视患者并交代术后预计疼痛程度和可选择的镇痛方法。术前一天可以开始口服 NSAIDs，如塞来昔布 200mg，一天 2 次，至术晨。

2. **外科医生**　与患者沟通手术方式。讲解手术相关并发症及治疗。

3. **病房护士**

（1）术前健康宣教，通过幻灯片授课形式或一对一指导患者正确认识疼痛及如何减轻疼痛。

（2）指导患者使用疼痛强度评估工具进行疼痛强度评分。

（3）入院时对患者进行第一次疼痛强度评分，次日起每日下午 14:00 进行一次评分。

（4）教会患者如何应对鼻部敷料填塞后的不适。

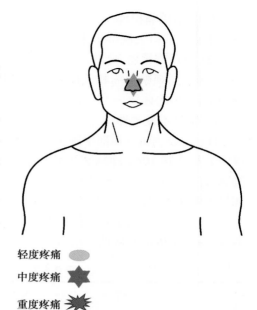

轻度疼痛

中度疼痛

重度疼痛

图 2-1-4　鼻部手术术后疼痛分布及强度

（二）术中减低围手术期应激和疼痛的措施

1. **麻醉管理**　鼻部手术多采用全麻。

（1）预防低体温（核心体温保持在 36℃以上）。

（2）控制补液（目标导向液体治疗，维持血流动力学稳定为目标）。

（3）手术结束前 30 分钟给予氟比洛芬酯 1mg/kg（无相关禁忌证）或者曲马多 1mg/kg，曲马多建议 2~3 分钟经静脉缓慢滴注，并加用甲氧氯普胺 10mg，降低恶心呕吐发生率，或者帕瑞昔布 40mg 静脉注射。如果是儿童患者，可选择芬太尼 0.5~1.0μg/kg 静脉滴注。

（4）全身麻醉维持适当的镇静深度，充分肌松，避免体动。

（5）积极预防术后恶心、呕吐：手术结束前 30 分钟给予托烷司琼 5mg 静脉滴注，根据手术操作也可选择诱导前地塞米松 5mg 静脉滴注。

2. **外科医生**　术前进行鼻黏膜表面麻醉，用含有 1∶10 000~1∶1000 肾上腺素的 1% 丁卡因生理盐水纱条置入鼻腔，肾上腺素可以收缩血管，减少出血。

（三）术后镇痛与管理

1. **术后镇痛措施**　术后 1~3 天口服 NSAIDs 药物或者对乙酰氨基酚即可获得满意镇痛，建议塞来昔布 200mg 每天 2 次；或者复方对乙酰氨基酚片 1 片每天 3 次。6 岁以上儿童复方对乙酰氨基酚片 0.5~1 片每天 3 次，1~6 岁儿童对乙酰氨基酚混悬滴剂 1.5ml 每天 3~4 次。如仍有中度以上疼痛，可加服泰勒宁 0.5~1 片/次，一天 3 次。

2. **镇痛护理**

（1）麻醉护士和外科护士每日各随访一次，进行疼痛评估。

（2）注意观察患者有无镇痛相关的不良反应,疼痛评分≥4 时,需通知外科医生处理,并再次评估。

3. 常见不良事件

（1）恶心、呕吐:通过预防性给药可以起到很好的效果,建议甲氧氯普胺 10mg 静脉滴注或 5-HT$_3$ 受体阻滞剂昂丹司琼 8mg 静脉滴注或托烷司琼 5mg 静脉滴注,必要时以上药物可与地塞米松 5mg 静脉滴注或氟哌利多 1mg 静脉滴注联合应用。如果术中应用了镇吐药物,6 小时内不宜重复使用同类药物。

（2）头晕:由于术后鼻腔内填塞纱条可能会出现头疼、头晕,下床活动需有人陪护,预防跌倒,一般术后 1 天取出纱条即可明显改善。

（3）出血:如果纱条填塞不能止血,需要进行手术止血。

表 2-1-4　鼻部手术术后镇痛工作流程图

	术前	术中	POD1	POD2	POD3	备注
耳鼻喉科医师	术前准备	减少手术创伤,如有可能加用局部麻醉药表面麻醉或伤口浸润	关注术后 NRS 评分,中重度疼痛时及时补救用药,并处理相关副作用,必要时与麻醉医生沟通			
麻醉医师	术前评估,确定麻醉方式	降低应激和疼痛,积极预防疼痛。尽量使用短效镇痛药	和麻醉护士及耳鼻喉科医生沟通,了解术后镇痛效果,及时处理镇痛不足和(或)相关副作用			
麻醉护士	负责病房护士疼痛培训					
病房护士	介绍疼痛评分方法、康复时机和方法、术前注意事项		每日 1 次及以上的疼痛评估;了解有无镇痛副作用;必要时向医生汇报			

第五节　咽喉部手术

一、术后疼痛分布及疼痛强度

咽喉部手术的疼痛程度根据手术类型不同可以分为轻、中及重度,疼痛程度与创伤大小相关,常伴随吞咽动作加重,持续 1~3 天至一周。

二、康复目标

（一）创伤较小的声带手术、扁桃体摘除术等术毕 4~6 小时可下地活动,一般建议进食软食,扁桃体摘除术可进食冷的食物,比如冰激凌,减少出血。

（二）创伤较大的鼾症矫正手术及喉癌根治术术毕 12 小时可下地活动，鼾症手术术后第 1 天可以进半流食，之后逐步改为软食、正常饮食，喉癌根治术患者鼻饲 7~10 天，之后逐步改为进半流食、软食、正常饮食。

（三）术前与语言治疗师交流，例如对接受部分喉切除术和口腔手术的患者指导其演讲、呼吸训练、发声、吞咽练习。

三、多学科围手术期镇痛管理的实施

（一）术前准备

1. **麻醉医生**　根据患者手术、疾病状况初步制定术中麻醉方法和术后镇痛方法。特别需要评估患者气道情况，有无解剖异常，是否为困难气道，是否选择经鼻插管、术前气管切开等。访视患者并交代术后预计疼痛程度和可选择的镇痛方法。

2. **外科医生**　和患者交流手术方案，讲解手术相关并发症及治疗。

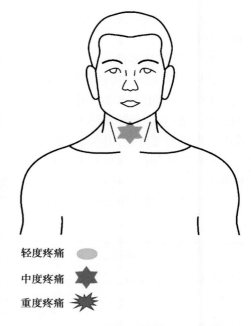

轻度疼痛
中度疼痛
重度疼痛

图 2-1-5　咽喉部手术术后疼痛分布及强度

3. **病房护士**

（1）术前集中健康宣教，通过幻灯片授课形式或一对一指导患者正确认识疼痛及如何减轻疼痛。

（2）向患者介绍疼痛强度评估方法。

（3）入院时对患者进行第一次疼痛强度评分，次日起每日下午 14:00 进行一次评分。

（4）指导患者使用疼痛强度评估工具进行疼痛强度评分。

（5）介绍非药物镇痛方法。

（二）术中减低围手术期应激和疼痛的措施

1. **麻醉管理**　咽喉部手术多采用全麻。

（1）预防低体温（核心体温保持在 36℃以上）。

（2）保持足够麻醉深度和镇痛，积极预防术后疼痛：手术结束前 30 分钟给予中长效中枢镇痛药，如舒芬太尼 5~10μg 静脉滴注或等效剂量同类药物，或者帕瑞昔布 40mg 静脉注射。如无明显出血倾向，可应用氟比洛芬酯注射液 50~100mg 静脉输注。如果是儿童患者，可选择芬太尼 0.5~1.0μg/kg 静脉滴注。

（3）积极预防术后恶心、呕吐：手术结束前 30 分钟经静脉小壶给予托烷司琼 5mg，根据手术操作也可选择地塞米松 5mg。

（4）维持适宜的镇静深度，充分肌松，避免呛咳。

（5）减轻局部水肿，术毕给予地塞米松 5~10mg 静脉小壶滴注。

2. **外科医生**　尽量减轻手术创伤，充分止血。

3. **麻醉护士**　了解镇痛方案，协助医师完成外周神经阻滞，配置镇痛装置，指导患者正确使用自控镇痛，登记镇痛随访单。

（三）术后镇痛及随访

1. 术后镇痛措施

（1）创伤较小的声带手术、扁桃体摘除术、会厌囊肿切除术等术后 1~3 天口服 NSAIDs 药物或者对乙酰氨基酚即可获得满意镇痛，建议塞来昔布 200mg，每天 2 次；或者复方对乙酰氨基酚片 1 片，每天 3 次。6 岁以上儿童复方对乙酰氨基酚片 0.5~1 片，每天 3 次，1~6 岁儿童对乙酰氨基酚混悬滴剂 1.5ml，每天 3 次。扁桃体摘除术谨慎使用非选择性 NSAIDs，因为有可能增加出血。

（2）创伤较大的鼾症手术及喉切除手术术后镇痛要求不能过度镇静，要保持呼吸道通畅，建议应用 PCA 多模式镇痛，建议选择曲马多 1000mg 入 250ml 生理盐水（NS），PCA 剂量 2ml，间隔时间 30 分钟，曲马多每天不超过 400mg，同时复合口服或者静脉 NSAIDs 药物，建议塞来昔布 200mg 口服，每天 2 次；或帕瑞昔布 40mg 静脉注射，每天 2 次。

2. 术后镇痛护理

疼痛评估：麻醉护士、外科护士每天各进行 1 次疼痛评估。注意观察镇痛相关副作用，并报告外科医师。疼痛评分≥4 时，应通知外科医生进行处理，并再次评估。

3. 常见不良事件

（1）恶心、呕吐：通过预防性给药可以起到很好的效果，建议甲氧氯普胺 10mg 静脉滴注或 5-HT$_3$ 受体抑制剂昂丹司琼 8mg 静脉滴注或托烷司琼 5mg 静脉滴注，必要时以上药物可与地塞米松 5mg 静脉滴注或氟哌利多 1mg 静脉滴注联合应用。

（2）嗜睡、呼吸抑制：是阿片类药物的严重副作用，创伤较大的鼾症手术及喉切除手术应特别关注此并发症。术后使用阿片类药物镇痛时，应注意剂量，避免过量时所发生的呼吸抑制以及镇静过度，可联合不同作用机制的非阿片类药物。喉部手术注意术毕充分吸引，术后尽量患者自行排痰。

（3）气管痉挛：全喉切除术、气管造口术患者，避免发生气管痉挛及频繁咳嗽，应及时清理分泌物，可在气管造口处应用 2% 利多卡因 1~2ml 做气管内喷雾或适量氨茶碱静脉注射，以缓解和减少气管痉挛，同时使用少量阿托品等干燥剂减少分泌物。

表 2-1-5 咽喉部手术术后镇痛工作流程图

	术前	术中	POD1	POD2	POD3	备注
耳鼻喉科医师	术前准备	减少手术创伤	关注术后 NRS 评分，中重度疼痛时及时补救用药，并处理相关副作用，必要时与麻醉医生沟通			
麻醉医师	术前评估，确定麻醉方式	降低应激和疼痛，积极抗炎镇痛	和麻醉护士及耳鼻喉科医生沟通，了解术后镇痛效果，及时处理镇痛不足和（或）相关副作用			
麻醉护士	负责病房护士疼痛培训	了解镇痛方案，配置镇痛装置	每天 1 次及以上的疼痛评估，经授权处理相关副作用，并上报 APS 负责人			
病房护士	介绍疼痛评分方法、康复时机和方法、术前注意事项		每日 1 次及以上的疼痛评估；了解有无镇痛副作用；必要时向医生汇报			

第六节 颈部手术（甲状腺切除、颈动脉内膜剥脱）

一、术后疼痛分布及疼痛强度

颈部手术的疼痛程度一般为轻、中度，持续 1~3 天。甲状腺手术术后主要是由于咳嗽、吞咽运动引起的疼痛，术后 12 小时最严重，24 小时后明显减轻。颈椎前路手术术后由于颈部位置改变会引起切口痛。

二、康复目标

颈部手术的 ERAS 目标：

1. 术毕 4~6 小时，无术后并发症者可下地活动，并可以进食软食。

2. 无严重恶心呕吐。

3. 大部分患者可以通过口服药物获得满意镇痛。

三、多学科围手术期镇痛管理的实施

（一）术前准备

1. 麻醉医生

（1）根据患者手术、疾病状况初步制定术中麻醉方法和术后镇痛方法。

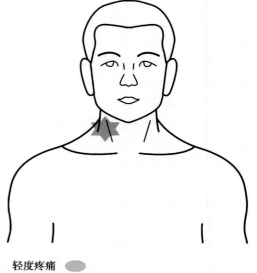

轻度疼痛
中度疼痛
重度疼痛

图 2-1-6 颈部手术术后疼痛强度及分布

颈动脉内膜剥脱术患者要注意评估术前中枢神经系统功能，有无脑梗死后遗症。

（2）访视患者并交代术后预计疼痛程度和可选择的镇痛方法。

2. 外科医生

（1）与患者及家属沟通手术方式，讲解手术相关并发症及治疗。

（2）特殊手术方式或气道管理要求，术前需与麻醉医生沟通。

3. 病房护士

（1）术前集中健康宣教，通过宣传手册、幻灯片授课形式或一对一指导患者正确认识疼痛及如何减轻疼痛。

（2）向患者介绍疼痛强度评估方法。

（3）入院时对患者进行第一次疼痛强度评分，次日起每日 14:00 进行一次评分。

（4）指导患者使用疼痛强度评估工具进行疼痛强度评分。

（5）指导患者练习后仰体位。

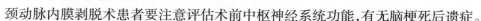

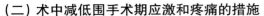

（二）术中减低围手术期应激和疼痛的措施

1. 麻醉管理　颈部手术多选择全麻，亦可以选择局部麻醉或颈浅丛阻滞复合全麻。

（1）预防低体温（核心体温保持在36℃以上）。

（2）维持足够麻醉与镇痛深度，术前可进行单侧或双侧颈浅丛阻滞，建议0.5%罗哌卡因5~10ml/侧。

（3）积极预防术后疼痛，无禁忌证者，手术开始前给予氟比洛芬酯1mg/kg静脉注射或者帕瑞昔布40mg静脉注射。

（4）积极预防术后恶心、呕吐：手术结束前30分钟给予托烷司琼5mg静脉滴注，根据手术操作也可选择地塞米松5mg静脉滴注。

2. 外科医生　尽量减轻手术创伤，充分止血，如术前未进行神经阻滞，术毕建议应用0.5%罗哌卡因局部浸润麻醉减轻疼痛。

（三）术后镇痛及管理

1. 术后镇痛措施　手术当晚，因口服药困难，可静脉或肌内注射帕瑞昔布40mg，或静脉注射氟比洛芬酯注射液50~100mg。术后1~3天口服NSAIDs药物或者对乙酰氨基酚即可获得满意镇痛，建议塞来昔布200mg每天2次；或者复方对乙酰氨基酚片1片每天3次。疼痛不缓解可加用泰勒宁0.5~1片/次，一天2~3次。

2. 术后镇痛护理

疼痛评估：麻醉护士、外科护士每天各进行1次疼痛评估。注意观察镇痛相关副作用，并报告外科医师。疼痛评分≥4分时，应通知外科医生进行处理，并于处理措施执行后再次评估。

3. 常见不良事件

（1）恶心、呕吐：通过预防性给药可以起到很好的效果，建议甲氧氯普胺10mg静脉滴注或5-HT$_3$受体阻滞剂昂丹司琼8mg静脉滴注或托烷司琼5mg静脉滴注，必要时以上药物可与地塞米松5mg静脉滴注或氟哌利多1mg静脉滴注联合应用。注意6小时内不要重复同一种药物。

（2）出血：颈部手术注意出血导致的血肿，血肿会引起气道梗阻、呼吸困难。处理：紧急切开，引流，必要时行气管插管。

（3）颈动脉内膜剥脱术患者注意脑卒中的风险，注意观察神志、肢体运动等。

表2-1-6　颈部手术术后镇痛工作流程图

	术前	术中	POD1	POD2	POD3	备注
外科医师	术前准备	减少手术创伤	关注术后NRS评分，中重度疼痛时及时补救用药，并处理相关副作用，必要时与麻醉医生沟通			
麻醉医师	术前评估，确定麻醉方式	维持足够麻醉深度，降低应激和疼痛，切皮前同侧颈浅丛阻滞，积极预防术后疼痛	和麻醉护士与外科医生沟通，了解术后镇痛效果，及时处理镇痛不足和（或）相关副作用			

续表

	术前	术中	POD1	POD2	POD3	备注
麻醉护士	了解麻醉与镇痛措施。负责病房护士疼痛培训		每天 1 次及以上的疼痛评估,经授权处理相关副作用,并上报 APS 负责人			
病房护士	介绍疼痛评分方法、康复时机和方法、术前注意事项		每日 1 次及以上的疼痛评估;了解有无镇痛副作用;必要时向医生汇报,观察神志,肢体运动			

（安海燕　曲进锋　刁桐湘　何 苗　胡 硕）

参 考 文 献

1. HongZhao,Yi Feng*,Ying Wang,et al. Comparison of different loading dose of celecoxib on postoperative anti~inflammation and analgesia in patients undergoing endoscopic nasal surgery~200mg is equivalent to 400mg. PAIN MED.2011,12(9):1267-1275.
2. Bianchini C,Pelucchi S,Pastore A,et al. Enhanced recovery after surgery (ERAS) strategies:possible advantages also for head and neck surgery patients? Eur Arch Otorhinolaryngol. 2014,271(3):439-443.

第二章

胸部手术

胸部体表神经分布广泛、敏感,胸部的肌肉是胸式呼吸的重要动力,胸腔内有维系生命的重要脏器,心脏和双肺。因此胸部手术主要的特点是疼痛重,对呼吸、循环,特别是对呼吸功能影响明显。如何降低胸部手术创伤应激,保护相关神经,制定有效的麻醉镇痛方案,对手术后顺利康复至关重要。

第一节　胸部体表手术(乳腺肿物单纯切除、乳腺癌根治、胸部美容)

一、术后疼痛分布及疼痛强度(图 2-2-1)

(一)胸部体表手术中乳腺肿物切除的疼痛程度一般属轻度疼痛,位置在切口区域。疼痛一般在术后 24 小时后明显缓解。

(二)乳腺癌根治(包括腋窝清扫)、乳腺再造成形术后疼痛程度为中度疼痛,位置在乳腺周围及同侧腋窝,一般术后 48 小时后明显缓解。

(三)乳腺癌手术后慢性疼痛发生率高,影响因素众多,其中可预防因素之一是胸壁和臂丛神经的保护。

二、康复目标

ERAS 目标:

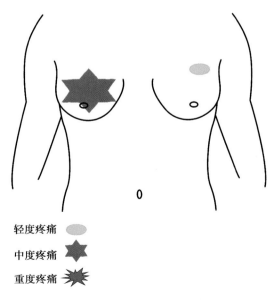

轻度疼痛
中度疼痛
重度疼痛

图 2-2-1　乳腺手术后疼痛强度与分布

1. 术后完全清醒,无明显不适可尝试下地活动,术后 6 小时恢复进食。

2. 对于需要卧床的大型整形手术,完全苏醒后可进流食。

3. 口服药物下疼痛管理满意。

三、多学科围手术期镇痛管理的实施

(一)术前访视与准备

1. **麻醉医生**　根据患者手术、疾病状况初步制定术中麻醉方法和术后镇痛方法。访视患者并交代术后预计疼痛程度和可选择的镇痛方法。伤口之外可能的疼痛,如行全身麻醉插管后咽部疼痛可持续 1~2 天。乳腺肿物单纯切除首选局部麻醉复合深镇静;乳腺癌根治首选喉罩下全身麻醉,如患者年龄较大并发症较多心肺功能较差,可以考虑椎旁神经阻滞下手术;胸部整形首选气管插管全身麻醉。

2. **外科医生**　与患者充分交流手术方案。疑有焦虑状态患者,建议请心理医生会诊。

3. **护理人员**　术前宣教如何进行疼痛评分;介绍可能使用的镇痛措施(进食前可静脉输注镇痛药物,进食后可使用口服药物)。

(二)术中减低围手术期应激和疼痛的措施

1. **麻醉医生**

(1)如果术前未口服 NSAIDs,无禁忌证患者切皮前给予 NSAIDs 药物,如氟比洛芬酯 1mg/kg,静脉滴注,或帕瑞昔布 40mg,静脉滴注。

(2)维持体温在正常范围,维持适宜麻醉深度。

(3)乳腺癌根治患者建议切皮前行术侧椎旁神经阻滞(T2/T4 节段,0.5% 罗哌卡因或布比卡因各 15ml),或切口水平肋间神经阻滞(0.5%~0.75% 罗哌卡因 5ml/ 肋间—后肋角),或前锯肌平面阻滞(T5~T7 水平,0.3%~0.5% 罗哌卡因 30ml)或胸壁神经阻滞(PECS1 or PECS2)同时加用胸横肌平面阻滞(0.3%~0.5% 罗哌卡因 30ml),或伤口局部浸润麻醉(0.5%~0.75% 罗哌卡因)。

(4)手术结束前采取预防术后恶心、呕吐措施(见第一篇相关内容)。

2. **外科医生**

(1)尽可能减小创伤,保护手术部位神经,如臂丛神经等。切口选择在最靠近病变的部位,切口方向与神经走向平行。

(2)如术前未行神经阻滞,建议术后行局部浸润阻滞,0.5%~0.75% 罗哌卡因 5~15ml。

3. **护理**　麻醉护士了解麻醉方式、手术方式及用药,协助配置镇痛装置。

(三)术后镇痛及管理

1. **术后镇痛措施选择**　单次神经阻滞可维持约 10 小时的镇痛,术后如果仍有疼痛,可联合口服药物镇痛。

(1)小创伤手术(体表肿物、乳腺肿物切除)首选 NSAIDs(氟比洛芬酯注射液 1mg/kg 静脉滴注),可进食后首选口服药物(布洛芬缓释胶囊 400mg,每天 2 次或同类药物如塞来昔布)。

(2)乳癌根治术,乳房重建术患者除应用 NSAIDs 外,疼痛仍控制不佳者,可联合应用弱阿片药(可待因)或小剂量强阿片类药物。如氨酚羟考酮(泰勒宁)1 片,每天 3 次或奇曼丁 50~100mg 每天 2 次。一般可以不用 PCA 镇痛装置,除非大型整形术。

2. **术后镇痛随访** 每日 2 次疼痛访视。

3. **常见不良事件**

（1）恶心、呕吐：预防性给药，甲氧氯普胺 10mg，静脉注射（乳腺癌患者慎用）或 5-HT$_3$ 受体抑制剂昂丹司琼 8mg 静脉滴注 / 托烷司琼 5mg 静脉滴注，必要时以上药物可与地塞米松 5mg 静脉滴注和氟哌利多 1mg 静脉滴注联合应用。

（2）眩晕：保证入量充足，避免突然改变体位。如仍不缓解需减少阿片类药物（包括合成阿片类药物）用量。首次下床活动需有人陪护，预防跌倒。

第二节　胸腔内非心脏手术（肺、食管、纵隔）

一、术后疼痛分布及疼痛强度（图 2-2-2）

（一）胸腔镜手术的疼痛程度平均为中至重度，其中留置引流的位置疼痛程度最重，持续时间最长。

（二）开胸手术的切口疼痛程度平均为重度（NRS 7~10 分）。

（三）胸腔镜术后疼痛在拔除引流管后可明显缓解。胸腔镜术后慢性疼痛发病率超过 30%，开胸手术则高达 50%。

（四）侧卧位患者因臂丛牵拉，也可能出现上肢酸痛。

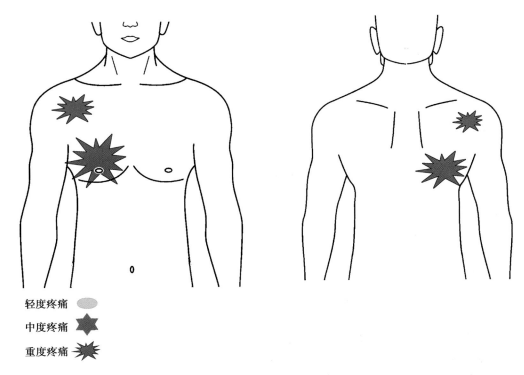

图 2-2-2　胸部手术疼痛强度及分布

二、康复目标

胸腔镜手术的 ERAS 目标：

1. 肺叶或纵隔手术,术日当晚下地活动,术日至术后 1~2 天肠功能恢复排气,术后 6 小时进流食。

2. 食管与贲门癌根治手术,术后 1 天下地活动,术后 24 小时肠功能恢复,术后 1 周进流食。

3. 血流动力学平稳,胸引管无漏气。

4. 无严重恶心呕吐。

5. 最小镇静程度。

6. 能够在最小的帮助下行走而无低血压发作。

三、多学科围手术期镇痛管理的实施

(一) 术前准备

1. **麻醉医生**　根据患者手术、疾病状况初步制定术中麻醉方法和术后镇痛方法。访视患者并交代术后预计疼痛程度和可选择的镇痛方法。伤口之外可能的疼痛,如双腔气管插管后咽部疼痛可能持续 1~2 天,侧卧位后可能出现部分躯体压痛(着床侧髂嵴等体表突出部位)。胸腔镜手术术前建议行椎旁阻滞(T4、T6 0.5% 罗哌卡因或布比卡因各 15ml),或前锯肌阻滞(T5~T7 水平 0.5% 罗哌卡因或布比卡因各 30ml),开胸手术,建议无禁忌患者术前留置硬膜外管(T6~T7 水平),有禁忌证患者术前行前锯肌阻滞式肋间神经阻滞。

2. **外科医生**　制定并与患者交流手术方案,特殊手术术式需与麻醉医生沟通。

3. **护理人员**　胸外科患者术前镇痛宣教。

(1) 镇痛评分(NRS 评分)

1) 开胸手术患者非镇痛情况下,术后疼痛常为 7~10 分。

2) 胸腔镜手术非镇痛情况下,术后疼痛 5~7 分。

3) 胸腔镜手术,使用 PCA 镇痛,疼痛通常可控制在 0~4 分。

(2) 胸外科手术后疼痛常见原因:

1) 切口痛。

2) 胸腔引流管刺激肋间神经、胸膜、膈神经。

(3) 介绍 PCA 使用方法(略)。

(4) 介绍物理镇痛方法:胸带固定,限制胸廓活动,进而减轻疼痛。

(5) 教会患者术后正确的咳嗽方法:腹式呼吸配合咳嗽、抱枕咳嗽、按压伤口咳嗽,减少胸部振动,进而减轻疼痛(深吸气时腹部隆起,保持胸部不动,吸气末屏气 1~2 秒,突然收缩腹肌,将气体咳出)。

(二) 术中减低围手术期应激和疼痛的措施

1. **麻醉医生**

(1) 预防低体温(核心体温保持在 36℃ 以上)。

(2) 控制补液:目标导向液体治疗,维持 SVV<13,尿量 0.5~1ml/(kg·h)。

(3) 降低应激与疼痛反应:开胸手术,无禁忌时可复合胸段硬膜外,建议穿刺水平在

T6~7 上下。无论开胸或胸腔镜手术,如术前未实施椎旁阻滞或前锯肌阻滞,术毕强烈建议应用切口对应的肋间神经阻滞(0.5%~0.75% 罗哌卡因或布比卡因 5ml/ 肋间,阻滞部位位于术侧腋中线水平),阻滞范围不超过 4 个肋间,以免影响胸式呼吸。

(4) 维持适宜的镇静深度,充分肌松,避免呛咳。

(5) 预防术后急慢性疼痛,全身麻醉过程中长效阿片类药物与超短效阿片类药物配合使用,保证术中长效阿片类药物总使用量充足,如舒芬太尼不少于 0.5~0.8μg/kg,避免泵注瑞芬太尼浓度 >0.2μg/(kg·min)。可联合应用利多卡因输注 1mg/(kg·h)。积极联合应用神经阻滞。

(6) 手术结束前常规采取预防术后恶心、呕吐措施,如甲氧氯普胺 10mg 静脉注射或 5-HT$_3$ 受体拮抗剂(昂丹司琼 8mg 静脉滴注 / 或托烷司琼 5mg 静脉滴注);地塞米松 5mg 静脉滴注;氟哌利多 1mg 静脉滴注,上述药物可单独应用,或三种药物联合应用。

2. 外科医生

(1) 尽可能选择微创手术。

(2) 操作时注意保护肋间神经、膈神经、臂丛神经。

(3) 操做切口尽量选择在同一肋间。

(4) 在保证术野暴露充分的前提下减少打孔,减小切口。

(5) 切口电灼时尽可能减少范围,以免损伤肋间神经。

(6) 使用切口保护套。

(三) 术后镇痛及管理

1. 麻醉科术后镇痛措施

(1) 开胸手术首选连续硬膜外镇痛或持续椎旁阻滞镇痛;次选单次椎旁阻滞或肋间神经阻滞 +PCIA(配方见第一章)。

(2) 胸腔镜手术首选单次肋间神经阻滞或椎旁阻滞或前锯肌阻滞 +PCIA(配方见第一章)。

(3) 所有患者无禁忌时,均建议联合应用 NSAIDs

2. 外科医生补救及序贯镇痛　镇痛不全时,除请麻醉科调整自控镇痛装置以外,外科医生在了解患者疼痛情况,除外外科问题后,亦可选择如下的补救镇痛方式:

(1) 可单次强效镇痛药物静脉滴注或皮下注射(如曲马多 50~100mg,或吗啡 2~5mg,或芬太尼 0.05~0.1mg,或舒芬太尼 5μg)。

(2) 和(或)NSAIDs 药物(氟比洛芬酯 50~100mg 静脉注射,或帕瑞昔布 40mg 静脉注射)。注意了解麻醉科镇痛配方,避免 NSAID 过量。

(3) 或口服泰勒宁,1 片,每天 3 次。

(4) 也可以再次行伤口局部浸润麻醉(1%~2% 利多卡因 +0.5%~0.75% 罗哌卡因切口浸润),或前锯肌阻滞,或肋间神经阻滞。

(5) 疼痛缓解不明显,请麻醉科会诊。

停止使用患者自控镇痛装置后的序贯治疗:停用镇痛装置以后,及时转换为口服镇痛(对乙酰氨基酚或 NSAIDs),必要时加用阿片类药物(泰勒宁 1 片,每天 3 次)或奇曼丁 50~100mg/ 次,一天 1~2 次。使用非选择性 NSAIDs 时建议加用胃黏膜保护剂。

3. 术后护理

(1) 随访:病房护士、麻醉护士每天各随访一次患者。镇痛目标:静息痛 0~3 分,活动后

疼痛 <6 分。副作用不影响下床活动和咳嗽。

（2）常见不良事件

1）恶心、呕吐：保证入量充足。如术中常规应用预防性镇吐药，6 小时内不宜重复使用同类药物。如仍不缓解需请麻醉科会诊减少 PCIA 背景量剂量，或改成无背景输注的 PCA 模式。

2）眩晕（直立不耐受）：避免突然改变体位。下地三部曲：睁眼躺 30 秒，床旁坐 30 秒，起立站 30 秒，之后再走。保证入量充足，避免血容量不足，必要时上报主管医生。建议进食后再下床活动，避免低血糖。如仍不缓解需减少或停止 PCIA 背景量剂量。下床活动需有人陪护，预防跌倒。

3）镇痛不全：协助患者使用胸带等物理镇痛措施，指导正确咳嗽方式。中、重度疼痛仍不能缓解及时上报麻醉科和外科医生。

表 2-2-1　胸部手术术后镇痛工作流程图

	术前	术中	POD1	POD2	POD3	备注
外科医师	向患者交代手术方式、风险，消除患者紧张焦虑情绪	减少手术创伤，保护胸壁神经和肋间神经，如术前未实施神经阻滞，术毕行肋间神经阻滞	关注术后疼痛情况，中重度疼痛及疼痛加重时（排除外科原因后）及时补救用药，并处理相关副作用，必要时与麻醉医生沟通			
麻醉医师	术前评估，确定麻醉及镇痛方式，告知患者可能的并发症及副作用，建议切皮前行椎旁神经阻滞或前锯肌阻滞（开胸手术患者建议术前放置硬膜外导管）	降低应激和疼痛。积极预防术后急慢性疼痛（实施各类神经阻滞），注意术中短效阿片类药物的用量，必要时追加长效阿片类药物。并于术毕给予少量长效阿片类药物。适当使用 α_2 受体激动剂	随访患者（或由经培训的麻醉护士随访），与麻醉护士及外科医生沟通，了解术后镇痛效果，及时处理镇痛不足和（或）相关副作用（如伤口疼痛剧烈可于床旁行前锯肌阻滞）			
麻醉护士			随访患者，确认设备工作正常，确保患者能够正确评估疼痛强度，正确使用 PCA 镇痛装置	随访患者，根据需要调整镇痛方案，处理相关副作用，确认设备工作正常	随访患者，根据手术、疼痛、药物配方决定停用或延长使用镇痛装置，处理相关副作用，确认设备工作正常	

续表

	术前	术中	POD1	POD2	POD3	备注
病房护士	宣教疼痛评估方法,鼓励患者术后自主汇报疼痛强度及副作用		随访、记录术后 NRS 评分及镇痛相关副作用,当出现中度以上疼痛时及时向外科医生及麻醉医生汇报			

（田　雪　周　健　王思源　樊榕榕）

参 考 文 献

1. 吉晓琳,冯艺,何苗,等.定量感觉温度测试在预测胸腔镜术后慢性疼痛中的作用.中国疼痛医学杂志.2014,20(7):472-475.

2. Ju H,Feng Y,Yang BX,et al. Comparison of epidural analgesia and intercostal nerve cryoanalgesia for post~thoracotomy pain control. Eur J Pain. 2008,12(3):378-384.

3. Stone GW,Maehara A,Lansky AJ,et al. A prospective natura1~history study of coronary atherosclerosis. N Engl J Med. 2011,364(3):226-235.

4. Alan Romero,MD,Jose Enrique L. Garcia,MD,and Girish P. Joshi The State of the Art in Preventing Postthoracotomy Pain Seminars in Thoracic and Cardiovascular Surgery 2015,25(2):116-124.

第三章

心脏大血管手术

心脏大血管手术的围手术期镇痛治疗可以选用多种镇痛模式,包括静脉内给药,口服镇痛药,局部浸润/外周神经阻滞,硬膜外阻滞等。

一、术后疼痛分布及疼痛强度

(一) 术前

部分心外手术患者确实存在术前胸痛,比如急性主动脉夹层的患者,常常伴有特征性的剧烈背部撕裂样痛,急性心包炎的患者常伴有程度随呼吸而改变的胸痛,而等待进行冠脉搭桥的患者频繁经历的心肌缺血过程往往也伴随着典型的心绞痛,主动脉瓣狭窄的患者胸痛也是该疾患的三大典型症状之一。总之临床上伴随中度以上术前疼痛者并不少见。对患者预后而言,与胸痛紧密联系的濒死感往往比单纯的疼痛更需要引起医护人员的重视。

(二) 术后

绝大部分心脏手术后均要在 ICU 度过一段时间,其中的疼痛控制是维护心血管功能稳定的重要因素之一。术后患者常见的不适来源多样,比如对死亡的恐惧,对未来生活的担心,或与术后操作相关的疼痛,以及重症监护病房陌生环境和孤独恐惧等。这些心理性的和生理上的因素互相关联可能会增加患者术后疼痛的程度。

应该辨别患者的疼痛主诉是"过度"的还是"不足"的,因为谵妄和淡漠都可能对患者主诉有明显影响(图 2-3-1)。

1. **疼痛的部位**

(1) 手术部位的伤口疼痛。

(2) 机械通气时的气管插管。

(3) 长期保持一个体位带来的肌肉酸痛或压疮。

(4) 各种管路引起的疼痛。

(5) 若患者发生手术后心肌梗死,还会发生心前区疼痛。

2. **疼痛的性质** 伤口疼痛多为牵拉痛、刺痛和烧灼样痛,咳嗽加剧胸部伤口疼痛。气管插管和各种管路引起的不适为持续隐痛。有创操作引起短暂刺痛。

3. **疼痛的强度** 患者能够自我评估时,应用数字评分法评估;对于那些无法自己评估的患者,应用疼痛行为量表(Behavioral Pain Scale,BPS)(表2-3-1)或者重症监护疼痛观察工具(Critical-Care Pain Observation Tool,CPOT)(表2-3-2)。不能仅仅应用生命体征来判断患者的疼痛状态。

表 2-3-1 疼痛行为量表(BPS)

观察指标	描述	得分
面部表情	表情放松	1
	部分紧绷(如皱眉)	2
	完全紧绷(如眼睛紧闭)	3
	面部扭曲	4
上肢活动	没有活动	1
	部分弯曲	2
	完全弯曲且手指弯曲	3
	持续回缩	4
呼吸机的顺应性	耐受呼吸机	1
	咳嗽但耐受	2
	人机对抗	3
	无法控制通气	4

总分为3~12分。3分代表没有疼痛相关行为反应;12分代表最强的疼痛行为反应

表 2-3-2 重症监护疼痛观察工具(CPOT)

观察指标	描述		评分
面部表情	观察不到肌肉的紧张	放松	0
	表现出皱眉、眉毛下垂、眼窝紧缩、轻微面部收缩	紧张	1
	出现上述所有面部运动并有眼睑紧闭	扭曲	2
肢体活动	根本不动(不一定是没有疼痛)	无活动	0
	缓慢、小心的活动,触摸或者摩擦痛处,通过活动获取别人注意	防御运动	1
	拔管,试图坐起,肢体乱动/翻滚,不听指令,攻击医务人员,试图离开病床	躁动	2
肌肉紧张度	被动运动时无抵抗	放松	0
	被动运动时有抵抗	紧张或僵直	1
	强烈抵抗,导致不能完成被动运动	非常紧张或僵直	2
通气依从性(气管插管患者)	无报警,通气顺畅	完全忍受	0
	触发报警但自动停止报警	呛咳,但能忍受	1
	人机不同步:阻塞通气,报警经常被触发	人机对抗	2
或者			

续表

观察指标	描述	评分	
发声(非气管插管患者)	正常发生或无声音	正常发生或无声音	0
	叹气、呻吟	叹气、呻吟	1
	哭泣、鸣咽	哭泣、鸣咽	2
总分为 0~8 分			

心脏手术后疼痛为中到重度(NRS7~10 分)。由于术中应用了大剂量阿片类药物,重度疼痛峰值有可能后移,一般术后 12~36 小时安静时疼痛达到高峰,48 小时后开始减轻,1 周后降为较低水平。由于切口疼痛逐渐减轻,关胸造成胸廓内陷的胸骨~肋骨关节疼痛成为更明显的疼痛。此外,肩部背部疼痛在术后一周更经常成为主要主诉,疼痛程度为中度。

心外术后疼痛的其他规律和特点:患者的最大疼痛强度往往出现在术后第二天,年龄对疼痛的影响不能忽视。接受心脏手术的患者对胸腔引流管造成疼痛的主诉很强,心脏手术中 45% 的患者认为胸引管是在 ICU 滞留期间造成最大痛苦的原因。相反,去除胸引管可以明显减低最高疼痛评分。随着术后时间的延长,术后疼痛逐渐从切口转移到骨关节和胸引管部位。胸廓肋骨骨折和胸骨牵开器的使用是导致骨关节痛的原因。如果接受胸骨牵开器的患者术后出现严重伤口外疼痛,应考虑行骨扫描检查,及时发现肋骨骨折,如果没有发现骨折而发生难以解释的上肢痛,要考虑臂丛神经损伤。胸引管疼痛最经常涉及的是左肩、左

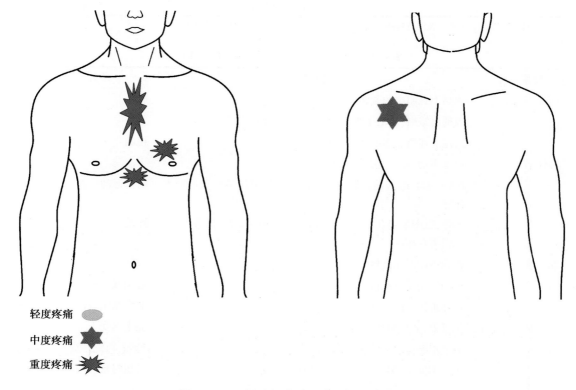

轻度疼痛

中度疼痛

重度疼痛

图 2-3-1 心外术后疼痛分布与强度示意图

下胸部和腹部区域。前两个部位对应于胸引管的尖端,这是在心尖和肋膈窦。左胸廓经常涉及取左乳内动脉和左侧胸腔胸膜打开的几率更高,因此疼痛往往更剧烈。在上腹区的疼痛,也可以考虑胸引管相关,因为上腹部是所有引流管的出口部位。

二、康复目标

1. 如果患者情况稳定,应考虑在术后 24 小时内尝试拔除气管导管,拔管前应尽可能地吸净气管内的分泌物。

2. 拔管后可以进流食,逐渐过渡到正常饮食,同时鼓励患者咳痰,进行呼吸功能锻炼。

3. 术后 3 日拔除引流管,并视伤口情况拆线,一般在术后 7 天拆线出院。

4. 因为胸骨正中切口需要的愈合时间约为 3 个月,所以至少 3 月后患者才可以恢复正常的体力运动。

5. 心外手术的术后并发症复杂而且多样,除心功能不全和循环改变外,心律失常、呼吸功能不全、肾功能不全、凝血功能失调、神经系统并发症也很常见。因此不能按照经验进行千篇一律的镇痛治疗,要进行个体化评估,无论是给药种类和给药方案,都应该根据患者具体情况进行时时调整。

三、多学科围手术期镇痛管理的实施

(一)术前准备

1. **麻醉科**　心外手术患者术前存在的疼痛不给对患者带来不适,更危险的是诱发严重并发症,增加围手术期处理的困难,甚至增加患者死亡率,必须要积极处理。吗啡和苯二氮䓬类药物肌注是最常见的方式。吗啡 0.07~0.1mg/kg 肌内注射,单次肌注量不得超过 10mg;也可以选用芬太尼静注,剂量 50~75μg。口服、肌注或者静脉注射苯二氮䓬类可有效地控制焦虑,并有一定程度的遗忘作用。地西泮 0.1~0.15mg/kg 口服;或咪达唑仑 0.04~0.06mg/kg 静脉注射或肌内注射;或劳拉西泮 1~2mg,肌内注射。

2. **外科**　应积极分析术前疼痛的病因,在积极控制术前疼痛的同时,避免因为过度的镇静和镇痛导致症状被掩盖。比如主动脉夹层的患者,突然加重的后背撕裂样痛很有可能是夹层进一步发展的危险信号,冠心病患者出现较术前严重和持久的心绞痛可能是急性心肌梗死的表现,应注意鉴别。

3. **护理**

(1)术前疼痛的评估和护理

1)明确患者的诊断:疼痛是许多心脏及大血管疾病的重要体征,例如冠心病患者的胸前区疼痛和主动脉瘤患者的胸、腹部疼痛。这些疼痛往往是致命性的,因此必须先明确患者诊断,给予对症治疗的同时再给予镇痛,避免盲目镇痛掩盖症状,导致贻误病情。

2)评估并记录疼痛的性质、部位、是否有放射、诱因、持续时间和缓解方式。应用数字评分法评估疼痛的强度。

3)遵医嘱对症治疗。协助患者卧床休息及完成日常生活活动。

4)床旁 24 小时心电监护,严密观察生命体征变化,尤其是心律失常和低血压等休克征象。

5)监测药物治疗的效果,包括血管活性药物和镇痛药物。遵医嘱给予血管活性药物后,监测并记录心率/律和血压的波动;给予吗啡或哌替啶注射后,监测有无呼吸抑制等不良反应,即便患者主诉疼痛缓解,仍需密切监测生命体征,避免镇痛掩盖心肌梗死或主动脉瘤破裂的体征。

6)心理护理:疼痛发作时应专人陪伴,允许患者表达内心感受,给予心理支持,缓解恐惧心理。简明扼要的解释疾病过程和治疗配合,说明不良情绪会增加心肌耗氧和血压波动而不利于病情的控制。医务人员工作有序,避免忙乱增加患者心理负担。监护仪报警音量尽量调低,给予安静的休息环境。

(2)患者教育

1)为患者及家属讲解疼痛发生的原因。术前疼痛多为心血管疾病所致,嘱患者疼痛发作时及时通知医生、护士;术后疼痛由生理和心理两个因素引起,生理因素为手术操作造成的组织损伤或各种管路带来的不适,烦躁、焦虑等心理应激反应也可加重疼痛。

2)指导患者正确应用疼痛评估工具来评估自己的疼痛强度。

3)为患者及家属讲解术后疼痛的缓解方式,包括药物治疗和非药物治疗。

4)为患者及家属讲解镇痛药物的常见不良反应及治疗措施。

5)指导患者正确使用自控镇痛装置。

（二）术中减少应激和疼痛的措施

1. 术中麻醉管理对术后镇痛的影响　麻醉管理原则应该最大限度地减少应激刺激,一般依赖大剂量的阿片类药物输注,以芬太尼为例,通常体外循环下心脏手术整个手术过程中的用量需要 20~40μg/kg。

α2 肾上腺素能受体激动剂(右美托咪定)有镇痛、镇静和交感抑制、降低应激的作用,可以显著地减少术中的阿片类药物的应用。

2. 外科操作

(1)如有可能,尽可能采用微创术式,可以明显降低应激。但对于有些患者疼痛减轻程度并不显著,因为侧开胸导致肋软骨、肋骨、肌肉和外周神经损伤等更多损伤。

(2)应注意术中的操作,尽量避免不必要的组织损伤。术中获取乳内动脉时注意保护肋间神经,尽量避免对肋间神经的牵拉和电刀烧灼。

(3)仔细关胸,如果是因为胸骨固定不牢固或钢丝刺激引起的疼痛,则需要再次外科干预。

(4)对冠状动脉旁路移植术取下肢大隐静脉或上肢桡动脉的患者,尽量减少切口长度,根据靶血管情况取材,避免不必要的过长切口,可能的话采用内镜取血管技术等。

(5)条件允许,开胸前采用 0.5% 罗哌卡因切口局部浸润阻滞或行胸横肌平面阻滞(TTP 0.5% 罗哌卡因 15ml/ 侧)。

（三）术后镇痛

1. 麻醉科首选镇痛方案　患者自控阿片类药物静脉镇痛 + 切口局部浸润应该是首选的镇痛方案。在 ICU 内应以患者主诉 ~ 护士给药的镇痛模式为主,再过渡到 PCA 的镇痛管理模式。

(1)阿片类药物静脉 PCA 术后镇痛:常用药物包括芬太尼、舒芬太尼、吗啡、氢吗啡酮、羟考酮。芬太尼和舒芬太尼常采用背景输注 +PCA 给药方式,而吗啡、羟考酮、氢吗啡酮等不建议使用背景输注。开始输注前通常给予静脉负荷量(0.5~1μg/kg 芬太尼或等效其他阿片类药物）。镇痛装置配置见第一章。

（2）术毕（或术前）联合 0.5% 罗哌卡因或布比卡因局部麻醉药浸润或肋间神经阻滞（侧开胸时，也可以应用前锯肌阻滞）或胸横肌平面阻滞。

2. **外科**　术后 2~3 天停用镇痛装置后的几天内，会有明显的疼痛主诉。当疼痛明显时，可以选择口服药物，中重度疼痛可选择泰勒宁 1 片，每天 3 次，或奇曼丁 50~100mg 每天 2 次；轻、中度疼痛（NRS4~6 分）可以使用对乙酰氨基酚 500mg，一天 3 次。非甾体抗炎药的应用可以明显减低阿片类药物的用量，但是最好采用静注或肛门栓的方式给药，降低胃肠道副作用。多模式镇痛可以在增强镇痛效果的同时使副作用最小化。COX2 抑制剂应该避免在心血管风险较高的患者人群中使用，特别是不能用于 CABG 术后的镇痛。

3. **几种特殊心脏病患者的术后疼痛管理**

（1）冠心病患者的围手术期疼痛管理：冠心病患者术前要控制好心绞痛，主要通过扩张冠脉和降低心肌耗氧的方法，如果患者有急性严重不缓解的疼痛，则需要阿片类药物，以免形成疼痛～缺血～加重疼痛的恶性循环。

冠状动脉旁路移植术后不用非甾体抗炎药控制疼痛，因可能造成桥血管急性事件发生。阿片类药物和对乙酰氨基酚是常用镇痛药。

（2）儿童的疼痛管理：儿童心脏术后一般使用护士控制镇痛装置，术后 2~3 天疼痛明显减轻。早期伤口疼痛时可以选择非甾体抗炎药和对乙酰氨基酚（按公斤体重口服）。

（3）老年人的疼痛管理：老年人对疼痛反应较年轻人迟钝，由于肝肾功能下降，药物代谢慢，故尽量减少短时间内重复给药。

（4）小切口手术患者的围手术期疼痛管理：小切口患者，尤其是经肋间切口手术患者，如果术中对肋骨撑开过大，术后可能会产生明显疼痛不适症状，在手术结束时，应该进行肋间神经阻滞镇痛，这样可以明显减轻术后疼痛，0.5%~0.75% 罗哌或布比卡因 3ml/ 肋间。

停止使用患者自控镇痛装置后的序贯治疗：停用镇痛装置以后，及时转换为口服镇痛，必要时加用阿片类药物（泰勒宁 1 片，每天 3 次），或奇曼丁 50~100mg 一天 1~2 次。

4. **非药物治疗的护理**　尽管药物治疗是关键步骤，但是不可低估非药物镇痛治疗的效果。非药物镇痛的主要目的是通过分散注意力、放松和减压疗法，减少患者对疼痛的感知。降低呼吸机、监护仪报警音量，给予安静的环境，使患者充分休息。夜间避免日光灯直射患者。

5. **其他护理措施**

（1）给予胸带固定，协助患者咳嗽、咳痰时双手按压双侧胸壁，或给予胸前抱软枕，减少胸廓运动引起的牵拉痛。遵医嘱给予雾化吸入和胸部物理治疗，利于痰液的排出。

（2）吸痰、穿刺、挤压引流管时动作轻柔。

（3）定时翻身，协助患者被动运动。

（4）严密观察生命体征，避免镇痛掩盖术后心肌梗死等并发症。

（5）各种操作及咳痰前给予药物或非药物镇痛治疗。

（6）每日评估并记录疼痛的性质、部位，应用数字评分法评估疼痛的强度。

应用 PCA 期间，观察药物的作用和副作用。当增加镇痛药物剂量、间断口服或肌内注射镇痛药物时，给药后的 12 小时内严密观察患者的意识和呼吸状态，及时发现阿片类药物引起的呼吸抑制 / 非计划性深度镇静。

表 2-3-3　心脏大血管手术术后镇痛工作流程图

	术前	术中	POD1	POD2	POD3
外科医师	注意术前疼痛特别是胸痛的积极处理	避免不必要的损伤;术毕局部浸润阻滞或肋间神经阻滞	积极评估脱机指征	观察切口情况,注意患者主诉	拔除引流管
麻醉医师	吗啡、苯二氮䓬类肌注	应用阿片类药物,适当应用 α2 受体激动剂	评估多模式镇痛效果	多模式镇痛方案评估	可以采用静脉镇痛到口服药物过渡
麻醉护士	宣教术后 PCA 使用方法		PCA 访视处理镇痛不足,调整镇痛装置	PCA 访视处理镇痛不足,调整镇痛装置	PCA 访视;拔除镇痛装置
病房护士	呼吸功能锻炼,心理宣教		气管插管拔管,吸痰完全	早期呼吸锻炼	注意 VAS 疼痛评分评估

（姜陆洋　刘　刚　李　勋）

参 考 文 献

1. Roediger L, Larbuisson R, Lamy M. New approaches and old controversies to postoperative pain control following cardiac surgery. Eur J Anaesthesiol, 2006, 23(7): 539-550.
2. Mueller XM, Tinguely F, Tevaearai HT, et al. Pain location, distribution, and intensity after cardiac surgery. Chest, 2000, 118(2): 391-396.
3. Li X, Feng Y, Yang BX. Postoperative pain after cardiac surgery. J Cardiothorac Vasc Anesth, 2010, 24(6): 1025-1026.
4. David Rodriguez-Aldrete, Keith A. Candiotti, Rengarajan Janakiraman, and Yiliam F. Rodriguez-Blanco Trends and New Evidence in the Management of Acute and Chronic Post-Thoracotomy Pain—An Overview of the Literature from 2005 to 2015 Journal of Cardiothoracic and Vascular Anesthesia, 2016, 762-772.

第四章

上腹部手术

第一节　上腹部消化系统手术
（肝、胆、胰、胃、十二指肠）

一、术后疼痛分布及疼痛强度（图2-4-1）

上腹部消化系统手术以胃部手术（全胃切除、近端胃大部切除、远端胃大部切除、胃部分切除）、肝切除、胆囊切除、胆道系统手术、胰体尾手术和胰十二指肠手术（Whipple 手术）为主。除胆囊可在腔镜下手术，已经有不少有经验的医院开展了腹腔镜胃切除、肝切除手术，胆道探查及胰体尾切除术。术后伤口疼痛位于上腹部，深呼吸和咳痰会加重疼痛，疼痛强度为中到重度（NRS 评分约 7~9 分）。

二、康复目标

（一）术后早期下床活动

目标是在手术后第 1 天能下床活动 1~2 次，而以后至出院时每天应下床活动 4~6 次。

（二）肠道功能恢复

术后第一天可以尝试少量进水，术后 2~4 天胃排空功能恢复、肠功能恢复排气，进流食。

（三）出院标准

1. 伤口愈合好　引流管拔除，伤口无感染、无

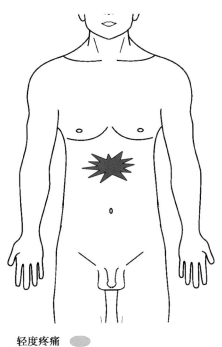

轻度疼痛 ⬭
中度疼痛 ✦
重度疼痛 ✸

图 2-4-1　上腹部手术术后疼痛强度与分布

皮下积液。

2. 患者恢复经口进半流食,不需要肠外营养支持,满足日常能量和营养素供给。

3. 没有需要住院处理的并发症。

4. 口服镇痛药可以缓解伤口疼痛,不影响睡眠。

三、多学科围手术期镇痛管理的实施

(一)术前准备

1. **麻醉医生**　麻醉医生在术前应仔细评估患者并存的身体和精神疾病,服用何种药物,是否有慢性疼痛以及药物滥用情况,既往手术后镇痛的方案及镇痛效果。麻醉医生在术前还应对患者及家属进行个体化的术前宣教,包括有哪些可供选择的术后镇痛方法,并记录所选择的方案,以及术后镇痛的目标。特别关注肝、肾功能及代偿情况,如白蛋白、血红蛋白、肌酐等,可能会影响镇痛用药等选择。

2. **外科医生**　术前向患者介绍术式、可能产生的切口大小、术后恢复的过程。胃部手术不需要常规进行术前肠道准备,但合并肿瘤巨大、手术过程中有可能损伤横结肠时,某些外科医生会主张进行肠道准备。十二指肠手术不推荐常规进行术前肠道准备,但由外科医生最终决定。

3. **护理人员**　护理人员在术前应指导患者使用疼痛评估工具(视觉模拟评分尺),或口述数字疼痛评分法。

(二)术中减少应激和疼痛的措施

1. **麻醉医生**

(1)麻醉医师进行在上腹部开腹大手术(如胃切除术、Whipple 手术)的麻醉时,无禁忌时应实施硬膜外镇痛,穿刺水平在 T7 或 T8 节段,感觉神经阻滞平面在 T4~T12,尤其适用于合并有心脏疾病、肺部疾病或长时间肠梗阻患者。年老、体弱、肺功能较差的患者,宜减少硬膜外镇痛装置中阿片类药物用量,或仅用局麻药(如 0.15%~0.2% 罗哌卡因,0.5%~1% 利多卡因)。实施硬膜外镇痛的患者应注意患者凝血情况及术后抗凝计划。如无法实施硬膜外镇痛可在术前行双侧椎旁神经阻滞(T6/T6、T8),或双侧肋弓下腹横肌平面阻滞或行腹直肌鞘阻滞以减少患者术后 24 小时的疼痛强度及减少阿片类药物用量。

(2)全麻诱导时使用利多卡因(1.5mg/kg 静脉注射),可以选择术中持续泵入利多卡因[2mg/(kg·h)]直至术毕,有利于减少术后疼痛的程度。

(3)对未实施硬膜外镇痛或其他神经阻滞的患者,术毕可于双侧肋弓下行腹横肌平面阻滞。

(4)预防低体温(核心体温保持在 36℃以上)。

(5)控制补液(目标导向液体治疗,维持每搏量变异率 SVV<13,尿量 0.5~1ml/(kg·h))。

(6)积极预防术后恶心、呕吐,如应用地塞米松(5~10mg)、昂丹司琼(4~8mg)或托烷司琼(5mg)等(详见第一章相关内容)。

(7)预防使用抗生素:首次剂量在切开皮肤前 30 分钟使用;若手术时间 >3 小时,可以在术中重复一次剂量。

2. **外科医生**　尽可能选择微创手术,术毕时可选择行伤口浸润阻滞(0.5%~0.75% 罗哌卡因或 0.75% 布比卡因)。

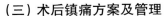

（三）术后镇痛方案及管理

1. 镇痛方案

开腹手术：首选硬膜外镇痛（PCEA，配方见第一篇），持续 48~72 小时；次选静脉镇痛（对于无阿片类药物耐受的患者，不建议设置背景量），联合应用对乙酰氨基酚和 NSAIDs。

腹腔镜手术：如术前未行神经阻滞建议术后伤口局麻药浸润，必要时联合使用静脉镇痛（不设置背景量）。

2. 联合用药 除上述镇痛方法外，还可联合应用如下药物。

对乙酰氨基酚：常用剂量为每 4~6 小时口服 10~15mg/kg，日剂量不超过 2000mg 时不良反应小，过量可引起严重肝脏损伤和急性肾小管坏死。

NSAIDs 药物：若患者无 NSAIDs 相关禁忌证，推荐加用 NSAIDs 药物，如氟比洛芬酯注射液 50~100mg，每日 2 次静脉滴注（或连续泵入）或帕瑞昔布 40mg 每日 2 次静脉滴注，以上药物使用不宜超过 3 天，否则有增加吻合口瘘的风险。使用 COX2 抑制剂禁用于合并严重冠心病的患者，以避免增加心血管事件。但是否使用 NSAIDs，还应和外科医生沟通，并结合患者情况，充分了解备选药物的基础上来决定。胃切除患者禁用非选择性 NSAIDs，肠道手术不宜超过 3 天（属于慎用）。

在术后多模式镇痛的方案中，除非禁忌，患者术后 3 天内可持续使用对乙酰氨基酚，根据疼痛严重程度适时联合其他药物。

3. 外科补救及序贯镇痛 镇痛不全时，除请麻醉科调整自控镇痛装置以外，外科医生在了解患者疼痛情况、除外外科问题后，亦可选择如下的补救镇痛方式：

（1）可单次强效药物静脉或皮下注射（如曲马多 50~100mg，或吗啡 2~5mg，或芬太尼 0.05~0.1mg，或舒芬太尼 5μg）。

（2）和（或）NSAIDs 药物（氟比洛芬酯 50~100mg 静脉注射，或帕瑞昔布 40mg 静脉注射）。注意了解麻醉科镇痛配方，避免过量。

（3）也可以再次行伤口局部浸润麻醉（1%~2% 利多卡因 +0.5%~0.75% 罗哌卡因切口浸润）。

（4）疼痛缓解不明显，请麻醉科会诊。

停止使用患者自控镇痛装置后的序贯治疗：停用镇痛装置以后，及时转换为口服镇痛（对乙酰氨基酚或 NSAIDs），必要时加用阿片类药物（泰勒宁 1 片，每天 3 次）。使用非选择性 NSAIDs 时建议加用胃黏膜保护剂。

4. 术后镇痛护理 评估、随访及反馈。

病房护士每日随访：应对进行镇痛装置治疗患者提供血压、心率、脉搏氧饱和度监测，以及早发现低血压、过度镇静、呼吸抑制等并发症，并及时向主管医生汇报。

麻醉护士每日随访：使用术前宣教中介绍的疼痛评分工具对患者进行疼痛评估，并根据镇痛效果以及副作用发生情况调整镇痛装置设置，以及对症处理恶心呕吐、皮肤瘙痒等副作用。

5. 常见不良事件

（1）术后恶心、呕吐：最常见的副作用。处理措施包括：适当输血补液，避免贫血、低血容量、低血压；采用多模式止吐治疗，预防性应用止吐药物；必要时暂停背景输注（见第一篇第一章）。

（2）硬膜外镇痛常见的副作用为低血压。可适当增加补液，患者首次下床需要有人搀扶，避免跌倒。

（3）肠麻痹：中、上胸段硬膜外镇痛可促进术后肠功能恢复，静脉镇痛使用的阿片类药物可能加重肠麻痹。术后视患者情况，必要时调整镇痛方案，以及促进胃肠蠕动。

（4）镇痛不全：对于硬膜外镇痛患者，可增加背景输注量或增大药物浓度，或硬膜外推注5~10ml 药液。对于 PCIA 患者，增加阿片类药物用量需谨慎。对严重镇痛不全的患者，需排除外科相关并发症。必要时可请麻醉科会诊。

（5）其他副作用处理见第一章相关内容。

表 2-4-1　上腹部消化系统手术术后镇痛工作流程图

	术前	术中	POD1	POD2	POD3	备注
外科医师	术前讨论，确定手术方案，签署手术知情同意书	尽可能微创手术，缩短手术时间，保护软组织和神经	对手术及手术伤口进行评估；适当补液；处理镇痛并发症	指导患者下床活动；了解患者肠功能恢复情况；对恢复进食患者开具口服镇痛药	根据患者肠功能恢复情况调整镇痛用药方式，尽量改为口服给药	
麻醉医师	麻醉前评估，介绍麻醉方式、镇痛方式、可能副作用，建议切皮前放置硬膜外管或行椎旁神经阻滞或行肋弓下腹横肌平面阻滞或腹直肌鞘阻滞	根据患者情况及要求选择麻醉及镇痛方式，注意术中短效阿片类药物的用量必要时追加长效阿片类药物。并于术毕给予少量长效阿片类药物	注明镇痛方式；交代术后注意事项；处理镇痛相关不良事件	必要时随访	必要时随访	
麻醉护士	负责病房护士疼痛培训	麻醉恢复室中进行必要的补救镇痛直至NRS≤3	术后随访镇痛装置镇痛效果并处理并发症	术后随访镇痛装置镇痛效果并处理并发症	术后随访镇痛装置镇痛效果，考虑撤除镇痛装置或加药	
病房护士	介绍疼痛评分方法、康复时机和方法、术前注意事项	术毕回病房后进行生命体征监测，评估疼痛评分，中度以上疼痛需补救镇痛或联系麻醉科调整镇痛装置	疼痛评估；了解有无镇痛副作用；必要时向医生汇报	疼痛评估；指导患者术后锻炼	疼痛评估；指导患者术后锻炼	

第二节 上腹部非消化系统手术

上腹部非消化系统手术主要包括脾、肾等实质脏器及腹膜后肿物的手术。绝大部分肾脏手术可在腔镜下完成,后腹膜肿物切除需要开腹手术。

一、术后疼痛分布及疼痛强度

术后伤口疼痛位于上腹部、侧腹部和背部,深呼吸和咳痰会加重疼痛,疼痛强度为中到重度(NRS 评分约 7~10 分)(图 2-4-2)。

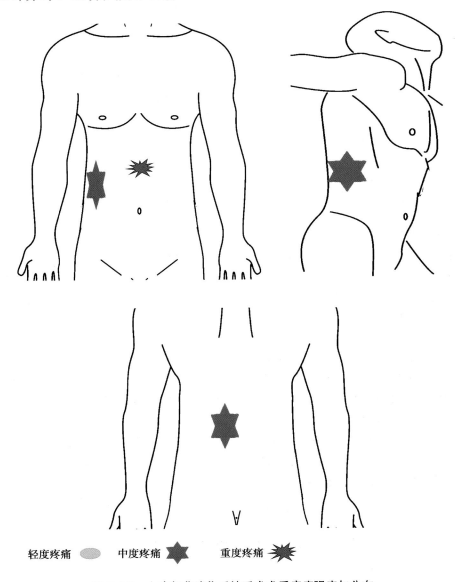

轻度疼痛 ⬭　　中度疼痛 ✶　　重度疼痛 ✸

图 2-4-2 上腹部非消化系统手术术后疼痛强度与分布

二、康复目标

（一）在充分镇痛情况下，鼓励患者术后第一天下地活动。

（二）术后 6 小时即可进水。术后第 1 天起每天口服肠内营养液 500ml，饮水 1000ml。术后第 2~4 天肠功能恢复排气，或无特殊不适，进流食。

（三）出院标准

1. 伤口愈合好　引流管拔除，伤口无感染、无皮下积液。

2. 患者恢复经口进半流食，不需要肠外营养支持，满足日常能量和营养素供给。

3. 没有需要住院处理的并发症。

4. 口服镇痛药可以缓解伤口疼痛，不影响睡眠。

三、多学科围手术期镇痛管理的实施

（一）术前准备

1. **麻醉医生**　麻醉医生在术前应仔细评估患者并存的身体和精神疾病，服用何种药物，是否有慢性疼痛以及药物滥用情况，既往手术后镇痛的方案及镇痛效果。麻醉医生在术前还应对患者及家属进行个体化的术前宣教，包括有哪些可供选择的术后镇痛方法，特别关注肝、肾功能及代偿情况，如白蛋白、血红蛋白、肌酐等，可能会影响用药等选择。

2. **外科医生**　术前向患者介绍术式、可能产生的切口大小、术后恢复的过程。不需要清洁肠道准备，不建议留置胃管。

3. **护理人员**　护理人员在术前应指导患者使用疼痛评估工具。

（二）术中减少应激和疼痛的措施

1. **麻醉医生**

（1）上腹部开腹大手术的麻醉，无禁忌时可选择硬膜外镇痛，穿刺水平在 T7 或 T8 节段，尤其适用于合并有心脏疾病、肺部疾病或长时间肠梗阻患者。年老、体弱、肺功能较差的患者，宜减少硬膜外镇痛装置中阿片类药物用量，或仅用局麻药（如 0.15%~0.2% 罗哌卡因，0.5%~1% 利多卡因）。

（2）全麻诱导时使用利多卡因（1.5mg/kg 静脉注射）和术中持续泵入利多卡因［2mg/（kg·h）］直至术毕，有利于减少术后疼痛的程度。

（3）对未实施硬膜外阻滞的开腹手术患者，术前于双侧肋弓下行腹横肌平面阻滞可部分降低术中应激，术毕实施双侧腹横肌平面阻滞可达到良好的镇痛作用。

（4）预防低体温（核心体温保持在 36℃ 以上）。

（5）控制补液（目标导向液体治疗，维持每搏量变异率 SVV<13，尿量 0.5~1ml/（kg·h））。

（6）积极预防术后恶心、呕吐，如应用地塞米松（5~10mg）、昂丹司琼（4~8mg）或托烷司琼（5mg）等（详见第一章相关内容）。

（7）预防使用抗生素：首次剂量在切开皮肤前 30 分钟使用；若手术时间 >3 小时，可以在术中重复一次剂量。

2. **外科医生**　尽可能选择微创手术，术毕时手术医生行伤口浸润阻滞（0.5%~0.75% 罗哌卡因或 0.75% 布比卡因）。

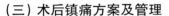

（三）术后镇痛方案及管理

1. 镇痛方案

开腹手术：首选硬膜外镇痛（配方见第一篇），持续48~72小时；次选静脉镇痛（对于无阿片类药物耐受的患者，不建议设置背景量），联合应用对乙酰氨基酚（肝功能不良患者慎用）和NSAIDs（凝血功能障碍者禁用非选择性NSAIDs）。此外，还可以静脉镇痛联合进行腹横肌平面阻滞，以减少术后当日的阿片类药物使用量。

腹腔镜手术：首选伤口局麻药浸润，必要时联合使用静脉镇痛（不设置背景量）。

2. 外科补救及序贯镇痛 镇痛不全时，除请麻醉科调整自控镇痛装置以外，外科医生在了解患者疼痛情况、除外外科问题后，亦可选择如下的补救镇痛方式：

（1）可单次强效药物静脉或皮下注射（如曲马多50~100mg，或吗啡2~5mg，或芬太尼0.05~0.1mg，或舒芬太尼5μg）。

（2）和（或）NSAIDs药物（氟比洛芬酯50~100mg静脉注射，或帕瑞昔布40mg静脉注射）。注意了解麻醉科镇痛配方，避免过量。

（3）也可以再次行伤口局部浸润麻醉（1%~2%利多卡因+0.5%~0.75%罗哌卡因切口浸润）。

（4）疼痛缓解不明显，请麻醉科会诊。

停止使用患者自控镇痛装置后的序贯治疗：停用镇痛装置以后，及时转换为口服镇痛（对乙酰氨基酚或NSAIDs），必要时加用阿片类药物（泰勒宁1片，每天3次）。使用非选择性NSAIDs时建议加用胃黏膜保护剂。

3. 术后镇痛护理 评估、随访及反馈。

病房护士每日随访：应对进行镇痛装置治疗患者提供血压、心率、脉搏氧饱和度监测，以及早发现低血压、过度镇静、呼吸抑制等并发症，并及时向主管医生汇报。

麻醉护士每日随访：使用术前宣教中介绍的疼痛评分工具对患者进行疼痛评估，并根据镇痛效果以及副作用发生情况调整镇痛装置设置，以及对症处理恶心呕吐、皮肤瘙痒等副作用。

4. 常见不良事件及处理措施

（1）术后恶心、呕吐 最常见的副作用。处理措施包括：适当输血补液，避免贫血、低血容量、低血压；采用多模式止吐治疗，预防性应用止吐药物；必要时暂停背景输注。

（2）硬膜外镇痛常见的副作用为低血压。可适当增加补液，患者首次下床需要有人搀扶，避免跌倒。

（3）肠麻痹 中、上胸段硬膜外镇痛可促进术后肠功能恢复，静脉镇痛使用的阿片类药物可能加重肠麻痹。术后视患者情况，必要时调整镇痛方案。以及促进胃肠蠕动。

（4）镇痛不全 对于硬膜外镇痛患者，可增加背景输注量或增大药物浓度，或硬膜外推注5~10ml药液。对于PCIA患者，增加阿片类药物用量需谨慎。对严重镇痛不全的患者，需排除外科相关并发症。必要时可请麻醉科会诊。

（5）其他副作用处理见第一篇相关内容。

（鞠辉 沈凯 林虹）

第五章

下腹部手术

第一节 下腹部消化道手术

下腹部消化道手术主要为结直肠手术。随着微创外科的发展,腹腔镜广泛用于下腹部消化道手术,尤其是结肠手术,切口的减小使得术后疼痛程度显著减轻。

一、术后疼痛分布及疼痛强度

（一）开腹手术术后疼痛主要为切口痛,疼痛程度为中、重度(图 2-5-1)。

（二）腹腔镜手术虽然明显降低了疼痛强度,但是由于气腹对膈神经的牵拉、术后腹腔积气等原因,一部分患者除主诉切口痛外,还有膈下、肩膀疼痛,其疼痛程度一般为轻、中度疼痛,特别是术后 12 小时内明显,24 小时后会显著缓解。

二、康复目标

（一）术后早期下床活动

术后 6 小时可下床活动,术后第 1 天下床活动 1~2 次,第二天起每天应下床活动 4~6 次。

（二）肠道功能恢复

术后 6 小时开始饮水,手术当天可饮水 500ml。术后第 1 天起每天口服肠内营养液 500ml,饮水 1000ml。术后 2~4 天肠功能恢复无特殊不适,进流食。

（三）根据患者的病种类型,尽量减少导尿管留置时间。

（四）出院标准

恢复进食固体食物,不需要静脉补液;口服镇痛药可以很好地镇痛;可以自由活动到卫生间。

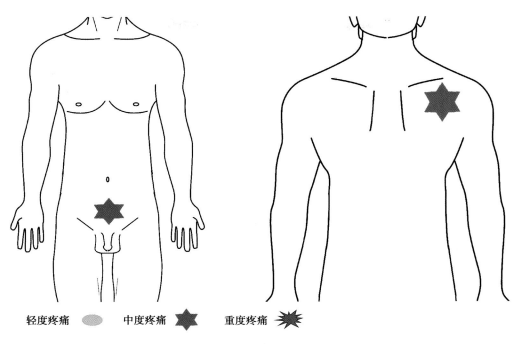

轻度疼痛   中度疼痛   重度疼痛

图 2-5-1 下腹部手术术后疼痛强度及分布

三、多学科围手术期镇痛管理的实施

（一）术前准备

主要目标是对患者进行术前评估,制定疼痛管理方案,指导患者学习疼痛评估,缓解患者焦虑。

1. 麻醉医生

（1）根据患者手术方式、疾病状况初步制定术中麻醉方法和术后疼痛管理方案。

（2）访视患者注意了解患者既往疼痛情况、是否服用镇痛药物,既往是否有过术后疼痛治疗史。

（3）交代术后可能的疼痛程度及危害,向患者介绍可选择的镇痛方法。

2. 外科医生

（1）向患者交代手术方式及风险,缓解患者紧张情绪。

（2）术前肠道准备:不提倡常规行术前肠道准备,术前肠道准备适用于需要术中行结肠镜检查或有严重便秘的患者。

（3）据手术种类判断是否应预防性使用抗生素,如需要应在手术切皮前 30~60 分钟给予。

（4）术前不常规放置鼻胃管。

3. 病房护士

（1）入院时对患者进行第一次疼痛强度评分,次日起每日下午 14:00 进行一次评分。

（2）指导患者使用疼痛强度评估工具进行疼痛强度评分,分别询问患者卧床休息和翻身活动时的疼痛评分。

（3）向患者介绍疼痛强度评估方法。

（4）介绍可能的镇痛措施。

（5）指导患者术后保持正确卧位,半卧位或侧卧位可降低腹部肌肉张力,同时降低伤口疼痛。

（6）指导患者正确的咳嗽方法。在咳嗽时,两手轻微按压伤口,减轻振动造成的疼痛。

（7）介绍术后康复的流程,包括术后早期进食、早期下床活动等。

（二）术中减轻疼痛和应激措施

1. 麻醉管理

（1）若无特殊禁忌,对于开腹手术,建议使用全身麻醉复合胸段硬膜外阻滞,穿刺水平在T9~T12;亦可利用双侧椎旁或 TAP 代替硬膜外阻滞。

（2）预防低体温（核心体温保持在 36℃ 以上）。

（3）控制补液（目标导向液体治疗,维持每搏量变异率 SVV<13,尿量 0.5~1ml/（kg·h）。

（4）术中应适当追加阿片类药物。维持适当麻醉深度,BIS 值 40~60。

（5）积极预防术后疼痛:手术开始前或手术结束清醒拔管之前实施神经阻滞,手术结束前 30 分钟,无禁忌证患者常规给予 NSAIDs 类药物。

（6）术中即开始多模式预防术后恶心呕吐。可加用地塞米松、5-HT$_3$ 受体抑制剂（昂丹司琼、托烷司琼）、氟哌利多等。

2. 外科操作

（1）不需要常规放置引流管和胃管,如果术中放置胃管,麻醉苏醒前将胃管撤除。

（2）开腹切口尽量小;尽可能选择微创手术,但不要为追求微创而过度延长手术时间。

（3）避免或减轻可能加重疼痛或不适的操作,如机器人盆腔手术时头低位后咽部水肿;截石位后腓神经损伤等。

（4）若患者无硬膜外镇痛,术毕时手术医生行伤口浸润阻滞（0.5%~0.75% 罗哌卡因或布比卡因 10ml）或由麻醉医生实施腹横肌平面阻滞（0.35%~0.5% 罗哌卡因,双侧,总量不超过 250mg）。

3. 麻醉护士 了解镇痛方案,协助配置镇痛装置,指导患者正确使用自控镇痛,登记镇痛随访单。

（三）术后镇痛方案及管理

1. 麻醉医生 根据手术方式选用合适的镇痛方法。

（1）开腹手术:首选方案为硬膜外镇痛 PCEA（穿刺水平 T9~T12,配方见第一篇）,持续48~72 小时;次选方案为单次双侧腹横肌平面阻滞（TAP）+ 患者自控静脉镇痛。

（2）腹腔镜手术 一般不常规使用自控镇痛装置。常用镇痛药物有:①对乙酰氨基酚:常用剂量为每 4~6 小时口服 10~15mg/kg,日剂量超过 4000mg 时可引起严重肝脏损伤和急性肾小管坏死。联合给药或复方制剂日剂量不超过 2000mg。②NSAIDs/COX~2 抑制剂:若患者无相关禁忌证,推荐加用该类药物,如氟比洛芬酯注射液 50~100mg,静脉注射,每天 2 次或帕瑞昔布 40mg 静脉注射,每天 2 次。以上药物使用不宜超过 3 天,否则有增加肠瘘的风险。

2. 外科医生 补救镇痛及序贯镇痛。

镇痛不全时,除请麻醉科调整自控镇痛装置以外,外科医生在了解患者疼痛情况、除外

外科问题后,亦可选择如下的补救镇痛方式:

(1)可单次强效药物静脉滴注或皮下注射(如曲马多 50~100mg,或吗啡 2~5mg,或芬太尼 0.05~0.1mg,或舒芬太尼 5μg)。

(2)和(或)NSAIDs 药物(氟比洛芬酯 50~100mg 静脉滴注,或帕瑞昔布 40mg 静脉滴注)。注意了解麻醉科镇痛配方,避免过量。

(3)也可以再次行腹横肌平面阻滞。

(4)疼痛缓解不明显,请麻醉科会诊。

停止使用患者自控镇痛装置后的序贯治疗:停用镇痛装置以后,及时转换为口服镇痛(对乙酰氨基酚或 NSAIDs),必要时加用阿片类药物(泰勒宁 1 片,每天 3 次)。使用非选择性 NSAIDs 时建议加用胃黏膜保护剂。

3. 术后护理随访

(1)疼痛评估:麻醉护士、外科护士每天各进行 1 次疼痛评估。注意观察镇痛相关副作用,并报告外科医师。

(2)疼痛评分≥4 时,应通知外科医生进行处理,处理意见执行后应再次评估。

(3)镇痛副作用处理

1)术后恶心、呕吐:保证入量充足,避免突然改变体位。预防性给药(甲氧氯普胺 10mg 静脉注射或 5-HT$_3$ 受体拮抗剂昂丹司琼 8mg 静脉注射 / 托烷司琼 5mg 静脉注射,必要时以上药物可与地塞米松 5mg 静脉注射和氟哌利多 1mg 静脉注射联合应用)。如仍不缓解可减少 PCIA 背景输注剂量。

2)肠麻痹:持续重度疼痛和静脉镇痛使用的阿片类药物均可能加重肠麻痹。预防肠麻痹的措施有:减少阿片类药物用量;实施微创手术;不插鼻饲管;避免过量液体输入;早期进食和下床活动。

3)镇痛不全 对于硬膜外镇痛患者,可增加背景输注量或增大药物浓度,或硬膜外推注 5~10ml 药液。对于 PCIA 患者,增加阿片类药物用量需谨慎。对严重镇痛不全的患者,需排除外科相关并发症。必要时可请麻醉科会诊。

4)低血压、尿潴留:胸段硬膜外镇痛患者较容易合并低血压,必要时调整背景输注量,适当补液。腰骶段硬膜外镇痛,30% 患者可出现尿潴留,必要时需导尿或延迟拔除尿管。

5)其他副作用处理见第一章相关内容。

表 2-5-1 下腹部消化道手术术后镇痛工作流程图

	术前	术中	POD1	POD2	POD3	备注
外科医师	制定手术计划、消减患者紧张情绪,提出镇痛要求及术后康复要求	尽可能微创手术,缩短手术时间,保护软组织和神经。如术前未行神经阻滞,建议术毕行切口周围浸润或行腹横肌平面阻滞	制定患者下床活动计划;适当补液;处理镇痛并发症	指导患者下床活动;了解患者肠功能恢复情况	根据患者肠功能恢复情况调整镇痛用药方式,尽量改为口服给药	

续表

	术前	术中	POD1	POD2	POD3	备注
麻醉医师	介绍麻醉方式、镇痛方式、可能副作用。建议切皮前放置硬膜外管或行椎旁神经阻滞或行腹横肌平面阻滞	根据患者情况及要求选择麻醉方式,给予充分的术中镇痛。注意术中短效阿片类药物的用量,必要时追加长效阿片类药物。并于术毕给予少量长效阿片类药物	注明镇痛方式;交代术后注意事项;处理镇痛相关严重不良事件	必要时随访	必要时随访	
麻醉护士	负责病房护士疼痛培训	协助配置镇痛装置	每天1次疼痛评估;了解有无镇痛副作用;必要时向医生汇报			
病房护士	介绍疼痛评分方法、康复时机和方法、术前注意事项		每天1次或1次以上的疼痛评估;了解有无镇痛副作用;必要时向医生汇报;指导患者术后康复			

第二节　下腹部非消化系统手术

下腹部非消化系统手术包括妇科手术、泌尿外科部分手术和腹膜后肿瘤切除术。绝大部分手术均可在腔镜下完成。

一、术后疼痛分布及疼痛强度

(一)妇科手术

主要有开腹手术和腹腔镜手术两种术式。开腹手术术后疼痛主要为切口痛,中重度疼痛。腹腔镜手术切口痛显著低于开腹手术,但患者往往同时会有膈下疼痛、肩背部疼痛等不适主诉,疼痛程度为轻、中度。

(二)泌尿外科手术

泌尿外科下腹部手术主要为前列腺、膀胱手术。术后多为切口疼痛,疼痛程度为中度疼痛至重度疼痛。腹腔镜手术患者可能同时出现季肋部、腰背部轻、中度疼痛。

二、康复目标

(一)术后早期下床活动

术后6小时可下地活动,术后第1天下床活动1~2次,第2天开始每天应下床活动

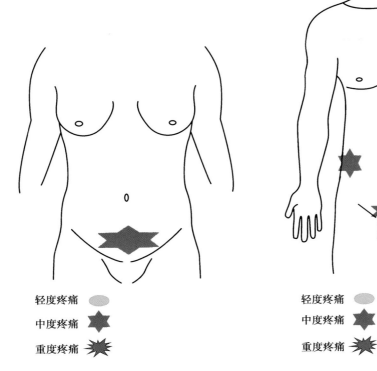

图 2-5-2　妇科术后疼痛强度及分布　　图 2-5-3　泌尿外科手术术后疼痛强度及分布

4~6 次。

（二）肠道功能恢复

鼓励患者无特殊情况下术后 6~8 小时开始进流食,术后 1~2 天后恢复正常的饮食。

（三）外科医生术后注意观察患者恢复情况,尽早拔除引流管和尿管

泌尿外科手术由于康复需求必须留置尿管,应根据患者的病种类型尽量减少放置导尿管的时间。

三、多学科围手术期镇痛管理的实施

（一）术前准备

1. 麻醉医生

（1）术前访视,了解患者疾病情况及既往病史,制定麻醉计划。

（2）了解患者术前疼痛及用药情况,既往疼痛病史,及术后疼痛治疗病史。若患者术前服用镇痛药物,调整用药方案或维持术前治疗,避免戒断综合征。

（3）了解手术方式,向患者介绍可选用的麻醉与镇痛方案,制定围手术期疼痛管理策略。

2. 外科术前准备

（1）与患者沟通手术方式。

（2）不推荐常规应用肠道准备药物,即使术中有可能切除肠道,也不推荐进行肠道准备。

（3）避免术前常规放置鼻饲管。

（4）若患者条件允许，推荐应用微创手术。如进行特殊术式，术前需与麻醉医生沟通。

3. 病房护士

（1）入院时对患者进行第一次疼痛强度评分，次日起每日 14:00 进行一次评分。

（2）指导患者使用疼痛强度评估工具进行疼痛强度评分，分别询问患者卧床休息和翻身活动时的疼痛评分。

（3）评估患者入院前是否服用镇痛药。评估患者有无慢性疼痛病史，既往术后有无疼痛治疗。

（4）指导患者术后保持正确卧位，半卧位或侧卧于无会阴伤口一侧可降低腹部肌肉张力，同时降低伤口疼痛。

（5）指导患者正确的咳嗽方法。在咳嗽时，两手轻微按压伤口，减轻振动造成的疼痛。

（二）术中减少应激和疼痛措施

1. 麻醉管理

（1）术中预防低体温，常规应用合适的保暖设备保持正常体温。

（2）围手术期液体管理：进行目标导向的液体治疗，避免过于限制或过于随意的补液。

（3）术中充分镇痛　若为开腹手术，无禁忌时推荐复合胸腰段硬膜外阻滞，穿刺水平 T10~T12。双侧 TAP 也可提供良好的术中镇痛，降低阿片类药物的使用。若无硬膜外或外周神经阻滞镇痛，麻醉医生应适当追加阿片类药物，术毕前 30 分钟时追加 NSAIDs 或者曲马多等镇痛药物。

（4）术中即开始预防治疗术后恶心呕吐，可加用地塞米松、5-HT$_3$ 受体抑制剂（昂丹司琼、托烷司琼）、氟哌利多等。

2. 外科操作

（1）尽可能微创手术。绝大多数的泌尿外科、妇科手术都可以通过腔镜来完成，膀胱镜、输尿管镜及宫腔镜的使用，使得病患组织经过尿道、膀胱、输尿管及阴道的自然通道即可被清除，减少了术后患者的疼痛和卧床时间。

（2）气腹时，逐渐增加气腹压力，避免快速充气；术毕尽量将腹腔内残余气体引出。

（3）部分手术需要在截石位进行，需注意保护坐骨神经、腓神经。

（4）术毕时行伤口局部浸润（每个切口注射 3~5ml 0.5%~0.75% 罗哌卡因或布比卡因）。

3. 麻醉护士　了解镇痛方案，协助配置镇痛装置，指导患者正确使用自控镇痛，登记镇痛随访单。

（三）术后镇痛方案及管理

1. 麻醉医生　根据手术方式选择合适的术后镇痛方法。

（1）腹腔镜手术：首选伤口局部浸润 +NSAIDs。对于无禁忌证的患者，手术结束前 30~60 分钟开始 NSAIDs 药物治疗，并持续应用 2~3 天（如氟比洛芬酯注射液 50~100mg，静脉滴注，每天 2 次或帕瑞昔布 40mg 静脉滴注，每天 2 次）。可加用对乙酰氨基酚（合并用药日剂量不超过 2000mg）。如仍有中度以上疼痛，可加用小剂量阿片类药物（吗啡 2~5mg，皮下或静脉滴注或等效其他阿片类药物，或曲马多 1~2mg/kg 静脉或肌内注射）。如果腹部有单侧取标本切口,建议术毕常规单次腹横肌平面阻滞镇痛(详见第一篇第一章)。

(2) 开腹手术

1) 首选硬膜外镇痛 PCEA(穿刺水平 T11~L2,配方见第一章),持续 48~72 小时。

2) 次选双侧腹横肌平面阻滞 +NSAIDs+ 经静脉自控镇痛(配方见第一章)。静脉镇痛装置中主要药物为阿片类药物,作为补救镇痛,不设背景量。

3) 无禁忌证的患者,手术结束前 30~60 分钟即开始 NSAIDs 治疗(如:氟比洛芬酯注射液 50~100mg 或帕瑞昔布 40mg,静脉滴注),并持续至术后 2~3 天。亦可单独静脉滴注或连续泵入(仅限氟比洛芬酯注射液)。

4) 患者肠道功能恢复后,如仍主诉中度以上疼痛,可加用口服镇痛药,如对乙酰氨基酚、曲马多、泰勒宁等。

2. 外科医生

(1) 镇痛不全补救。常用的镇痛补救药物有:①曲马多:呼吸抑制作用较小,用量为 1~3mg/kg,静脉注射,每日用量不超过 400mg;②羟考酮:1~3mg/1~2 分钟,观察 5~10 分钟后进行疼痛评估,若效果不佳可继续给药,一般首剂剂量范围为 2~10mg。

(2) 停止使用患者自控镇痛装置后的序贯治疗:停用镇痛装置以后,及时转换为口服镇痛(对乙酰氨基酚或 NSAIDs),必要时加用阿片类药物(泰勒宁 1 片,每天 3 次)。使用非选择性 NSAIDs 时建议加用胃黏膜保护剂。

3. 术后镇痛护理

(1) 疼痛评估:麻醉护士、外科护士每天各进行 1 次疼痛评估。注意观察镇痛相关副作用,并报告外科医师。疼痛评分≥4 时,应通知外科医生进行处理,并再次评估。

(2) 伤口护理:观察患者伤口有无渗液、渗血及感染等现象,保证患者伤口的清洁与干燥。伤口引流管下近伤口敷料边缘处垫透明敷料,防止管路压迫皮肤造成的疼痛和压疮。

(3) 心理护理:通过聊天、听音乐等将患者的注意力转移到其他活动上缓解疼痛。倾听患者的主诉,及时调整用药。鼓励患者按医护人员的指导进行活动,消除恐惧心理,积极配合。

4. 镇痛副作用处理

(1) 术后恶心、呕吐:最常见的副作用。保证入量充足,避免突然改变体位。预防性给药(甲氧氯普胺 10mg 静脉注射或 5-HT$_3$ 受体阻滞剂昂丹司琼 8mg 静脉注射 / 托烷司琼 5mg 静脉注射,必要时以上药物可与地塞米松 5mg 静脉注射和氟哌利多 1mg 静脉注射联合应用)。如仍不缓解可减少 PCIA 背景输注剂量。

(2) 硬膜外镇痛常见的副作用为低血压、下肢肌力减弱。可适当增加补液,患者首次下床需要有人搀扶,避免跌倒。

(3) 镇痛不全:对于硬膜外镇痛患者,可增加背景输注量或增大药物浓度,或硬膜外推注 5~10ml 药液(麻醉护士)。对于 PCIA 患者,增加阿片类药物用量需谨慎。对严重镇痛不全的患者,需排除外科相关并发症。必要时可请麻醉科医生会诊。

(4) 其他副作用处理见第一篇第一章相关内容。

表 2-5-2　下腹部非消化系统手术术后镇痛工作流程

	术前	术中	POD1	POD2	POD3	备注
外科医师	制定手术方案、消除患者紧张焦虑情绪，提出镇痛要求及术后康复要求	尽可能微创手术，缩短手术时间，保护软组织和腹壁神经，如术前未实施硬膜外置管或神经阻滞建议术毕伤口局麻药浸润	制定患者下床活动计划；适当补液；处理镇痛并发症	指导患者下床活动；了解患者肠功能恢复情况，尽早拔除引流管和尿管	根据患者肠功能恢复情况调整镇痛用药方式，尽量改为口服给药	
麻醉医师	介绍麻醉方式、镇痛方式、可能副作用。建议术前放置硬膜外管或行腹横肌平面阻滞	根据患者情况及要求选择麻醉方式，给予充分的术中镇痛，术中即开始术后恶心呕吐的预防治疗。并于术毕给予少量长效阿片类药物。尽量实施神经阻滞	注明镇痛方式；交代术后注意事项；处理镇痛相关严重不良事件	必要时随访、会诊	必要时随访、会诊	
麻醉护士	负责病房护士疼痛培训	协助完成神经阻滞，配置镇痛装置	每天 1 次及以上的疼痛评估，经授权处理相关副作用，并上报 APS 负责人			
病房护士	介绍疼痛评分方法、康复时机和方法、术前注意事项	/	每天 1 次及以上的疼痛评估；了解有无镇痛副作用；必要时向医生汇报；指导患者术后康复			

（张庆芬　周　静　林　虹　李晓丹　刘媛媛）

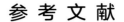

参 考 文 献

1. Chou R etc. Management of Postoperative Pain: A Clinical Practice Guideline From the American Pain Society, the American Society of Regional Anesthesia and Pain Medicine, and the American Society of Anesthesiologists' Committee on Regional Anesthesia, Executive Committee, and Administrative Council. J Pain. 2016 Feb; 17(2): 131-157.

2. Feldheiser A etc. Enhanced Recovery After Surgery (ERAS) for gastrointestinal surgery, part 2: consensus statement for anaesthesia practice. Acta Anaesthesiol Scand. 2016 Mar; 60(3): 289~334. doi: 10.1111/aas.12651. Epub 2015 Oct 30.

3. Nelson G etc. Guidelines for pre~ and intra~operative care in gynecologic/oncology surgery: Enhanced Recovery After Surgery (ERAS®) Society recommendations. Gynecol Oncol. 2016 Feb; 140(2): 313~22. doi: 10.1016/j.ygyno.2015.11.015. Epub 2015 Nov 18.

第六章

下肢手术

下肢手术包括自髋关节到足部的手术,手术术式多,创伤可大可小,术后康复需求高。患者年龄跨度大,病种涵盖肿瘤、退行性变、创伤等。骨科手术炎症反应强烈。绝大部分下肢手术可以在椎管内麻醉或神经阻滞下完成。

第一节　髋关节及大腿部位手术

该部位手术主要有髋关节置换及翻修术、髋部骨折内固定术、髋关节镜检查术、股骨手术,以及大腿软组织手术。

一、术后疼痛分布及疼痛强度

疼痛程度与手术部位、手术大小有关。常见的髋关节、股骨手术,约50%的患者为中度疼痛,其中约20%~30%的患者为重度疼痛;而大腿软组织手术多为轻、中度疼痛。疼痛部位主要位于切口附近以及截骨、骨折部位。应用止血带手术患者,局部炎症反应强烈,炎症性疼痛为主。

二、康复目标

(一)髋关节置换及翻修术后康复目标

髋关节置换术后4~6小时可恢复进食,一般术后第二天开始下床活动。当前手术技术不断提高,术中微创操作,关节压配固定牢靠,越来越多的医生要求患者在麻醉6小时以后,就可以坐在床边,扶习步器下地站立。如果患者无头晕,无恶心呕吐,无重度疼痛,站立数分钟后,可以行走5~10分钟。从第二天开始,每天上下午要分别行走15~20分钟左右。髋关节置换术后3天患者可以转康复中心进行康复。

(二)髋部及股骨骨折术后康复目标

1. 髋部及股骨骨折患者,术后当日可以开始局部冰敷,减轻肿胀以及疼痛。

2. 根据骨折固定方式、术中骨折固定的稳定性决定患者下地时间：

1）股骨颈骨折空心钉固定患者，术后第 1 天可在床上坐起，早期行股四头肌锻炼，并行髋、膝关节锻炼；术后第 2 天开始扶双拐患肢免负重行走，3 月内患肢避免负重。

2）股骨粗隆间骨折髓内钉固定患者：

术后当天保持患肢外展 20°~30°，麻醉作用消退后指导足趾曲、伸活动及踝关节的背伸及跖屈旋转运动，可以主动和被动功能锻炼相结合，对锻炼的时间和次数不限制，以患者不疲劳为宜。

术后第 1 天，除了加强足趾和踝关节活动，可练习股四头肌等长收缩锻炼，以促进静脉回流和防止深静脉血栓形成。

术后第 2 天，主动屈伸髋、膝关节，幅度以能忍受疼痛为限度。足尖保持向前，注意防止髋内收、内旋，膝关节屈曲角度不宜过大，以免引起髋部疼痛。

术后 1 周，在他人协助下，先用助行器协助在床边练习患肢不负重下地站立，如患者无头晕不适，可指导患者在助行器下进行行走练习，直行时先移动健肢再移动患肢，拐弯时先移动患肢再移动健肢。每日下地活动 2~3 次，练习时间以是否疲劳为界限。

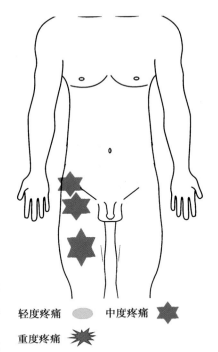

轻度疼痛　　　中度疼痛
重度疼痛

图 2-6-1　髋关节及大腿部位手术术后疼痛强度及分布

（三）大腿软组织手术

若无特殊禁忌，术后 4~6 小时可恢复进食，一般术后第二天拔除引流管后即可适当下地活动。

三、多学科围手术期镇痛管理的实施

（一）术前准备

1. 麻醉医生

（1）术前访视，了解患者疾病情况及既往病史，制定麻醉计划。

（2）了解患者目前疼痛及用药情况，既往疼痛病史，及术后疼痛治疗病史。若患者目前服用镇痛药物，调整用药方案或维持目前治疗，避免戒断综合征。向患者介绍可选用的镇痛方案，制定围手术期疼痛管理策略。

2. 外科术前准备

（1）根据患者病情，制定合适的手术方案，尽量采用微创手术，降低创伤。

（2）无 NSAIDs 用药禁忌证的患者，可以术前 1~3 天即开始使用 NSAIDs 预防镇痛。

（3）术前存在髋部骨折、股骨骨折严重疼痛的患者，可在急诊行髂筋膜间隙阻滞或股神经阻滞（0.25%~0.35% 罗哌卡因 20~40ml）进行镇痛治疗，并合用 NSAIDs。该类患者宜尽早手术（48 小时内）。

（4）术前存在血液高凝风险的患者（如骨折后长期卧床、老年患者等），术前应行下肢静脉超声、DIC 全项等检查,若发现有深静脉血栓形成,应根据血栓位置(位于近端或远端),在术前进行适当抗凝处理。

3. **病房护士**

(1)术前集中健康宣教,通过幻灯片授课形式面对面指导患者正确认识疼痛及如何减轻疼痛。

(2)向患者介绍疼痛强度评估方法。

(3)入院时对患者进行第一次疼痛强度评分,次日起每日 14:00 进行一次评分。

(4)指导患者使用疼痛强度评估工具进行疼痛强度评分,分别询问患者卧床休息和翻身活动时的疼痛评分。

(5)协助并指导患者肢体功能锻炼:踝关节背伸、直腿抬高及正确翻身。

(6)术前适应性锻炼:床上大小便,避免术后体位改变不习惯引起的疼痛。

(二)术中减少应激和疼痛措施

1. **麻醉管理**

(1)术中预防低体温(核心体温保持在 36℃以上)。

(2)围手术期液体管理:对于大出血风险较高的患者(如髋部多发骨折)应行有创动静脉压监测,进行目标导向的液体治疗,维持患者循环稳定。

(3)术中充分镇痛

1)髋部及大腿部手术若无相关禁忌,首选椎管内麻醉,有效减少手术部位的应激反应。

2)若患者无神经阻滞相关禁忌证,可根据手术部位实施外周神经阻滞。如髋关节手术可在术前行髂筋膜间隙阻滞或腰丛阻滞;股骨骨折可行股神经阻滞;大腿部软组织肿物视手术部位行股神经阻滞或者坐骨神经阻滞。术中应适当追加阿片类药物,术毕时追加 NSAIDs 等镇痛药物。

3)术中即开始预防治疗术后恶心呕吐。可加用地塞米松、5-HT$_3$ 受体拮抗剂(昂丹司琼、托烷司琼)、氟哌利多等。

2. **外科操作**

(1)术中尽量微创操作,选择合适的手术入路,避免神经损伤。

(2)患者麻醉后摆体位时,注意保护受压部位,以免长时间压迫导致神经损伤、压疮。如侧卧位时保护髂嵴部位,避免损伤股外侧皮神经。腋窝部位放软垫,防止压迫腋神经。

(3)术中避免骨髓腔压力过高。尤其对于采用骨水泥固定的髋关节置换,术中向股骨髓腔注入液态的骨水泥时,一定要缓慢,同时骨髓腔中预制排气管,采用负压吸引排气管,防止在骨水泥注入过程中出现压力过高,产生严重的骨水泥反应。

(4)术前或术后未计划实施神经阻滞的患者术毕时可行伤口局部浸润(0.5%~0.75% 罗哌卡因或布比卡因),或者行关节腔内局部浸润(详见第一篇总论),以减少术后疼痛。如无相关禁忌证,建议术前行神经阻滞。

3. **麻醉护士**　了解镇痛方案,协助医师完成外周神经阻滞,配置镇痛装置,指导患者正确使用自控镇痛,登记镇痛随访单。

(三)术后镇痛方案及管理

髋关节及大腿部手术首选镇痛方案为单次外周神经阻滞联合静脉患者自控镇痛(或口

服),次选镇痛方案为患者自控镇痛联合局部浸润阻滞,或连续腰丛置管镇痛或硬膜外镇痛。在整个围手术期镇痛过程中,若患者无相关禁忌,均推荐联合使用对乙酰氨基酚和 NSAIDs 进行镇痛治疗。

1. 麻醉医生

(1) 外周神经阻滞。髋部及大腿部位主要由腰骶丛神经支配。根据手术部位,可选择股神经阻滞、髂筋膜阻滞、坐骨神经阻滞等。但是对于一些较复杂的手术,因术中神经损伤的风险较高,为了术后尽早了解神经功能情况,需避免应用影响运动神经功能的神经阻滞(罗哌卡因浓度应 <0.2%)。

(2) 硬膜外镇痛效果确切,有利于患者术后功能锻炼。但骨科患者术后多需抗凝治疗,硬膜外血肿的风险增高,而且硬膜外镇痛患者尿潴留、低血压发生率较高,因此,行硬膜外镇痛需谨慎,需要和手术医生提前沟通,术后抗凝时间严格按照抗凝治疗 - 硬膜外置管间隔时间操作。

(3) 静脉自控镇痛。常用镇痛药物为阿片类药物联合 NSAIDs。联合用药可显著减少阿片类药物用量,从而减少阿片类药物相关不良反应。多与单次神经阻滞或局部浸润阻滞联合使用。

(4) 骨科手术患者术后多可尽快进食,可选用口服镇痛:阿片类药物(硫酸吗啡控释片、盐酸羟考酮控释片等)复合 NSAIDs 或对乙酰氨基酚,或者泰勒宁 1~2 片,每天 3 次,联合西乐葆 200mg,每天 1~2 次,至轻度疼痛后停用。

2. 外科医生

(1) 根据患者情况,适当输血、补液。血红蛋白≥80g/L、无贫血症状的患者可不予输血。老年冠心病患者,血红蛋白最好保持 100g/L 以上。

(2) 术后在安全适当的时间开始抗凝治疗,行下肢静脉泵消肿,防止深静脉血栓形成。若出现下肢肿胀或者小腿部疼痛,需要完善下肢静脉彩超,排除静脉血栓可能。

(3) 观察伤口愈合情况,若手术部位出现异常疼痛,应警惕伤口感染。

(4) 停止使用镇痛装置后的序贯治疗:一般静脉自控镇痛泵使用至术后 2~3 天,停用镇痛装置以后,及时转换为口服镇痛(阿片类 + 对乙酰氨基酚或 NSAIDs)。使用非选择性 NSAIDs 时建议加用胃黏膜保护剂。

3. 术后镇痛护理

(1) 疼痛评估:麻醉护士、外科护士每天各进行 1 次疼痛评估。注意观察镇痛相关副作用,并报告外科医师。疼痛评分≥4 时,应通知外科医生进行处理,并再次评估。

(2) 全髋关节置换术后护理:人工关节置换手术患者术肢疼痛与其体位关系密切。患者平卧位时保持术肢中立外展位,两腿之间放一梯形垫,保持患肢外展 15°~30°,患肢小腿垫 1 个软枕,膝关节保持屈膝 5°,可减小髋关节部位切口张力,

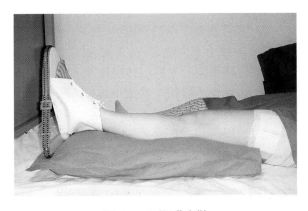

图 2-6-2　"丁"字鞋

减轻疼痛。使足跟悬空,防止压疮。穿"丁"字鞋是防止脱位的关键(图2-6-2)。术后协助患者轴线位翻身,翻身前可先按镇痛装置,向健侧翻身时健腿在下略弯曲,伸直术侧髋关节,必须在下肢间放置厚度约20cm 软枕或三角垫,保证患者侧卧时术肢仍保持外展,有利于预防髋关节脱位,同时也可以减小伤口张力,减轻疼痛。

(3) 全髋关节置换术后康复训练:训练时注意运动量应由小到大,活动时间由短变长,活动幅度由小到大,必须遵循个体化、渐进性、全面性三大原则。早期(特别是手术后1~3 天)即开始功能锻炼。

(4) 心理护理:帮助患者保持积极、稳定、乐观的心理状态。

4. 镇痛相关并发症的处理

(1) 术后恶心呕吐:术后根据患者进食情况、伤口引流情况适当输血补液,避免低血压;髋部骨折术后无症状贫血的输血临界值为 Hb 80g/L。采用多模式止吐治疗,预防性应用止吐药物;必要时暂停术后镇痛装置。具体请参考第一篇。

(2) 镇痛不全:对于硬膜外镇痛患者,可增加背景输注量或增大药物浓度,或硬膜外推注0.1%~0.15% 罗哌卡因 5~10ml 药液。对于连续神经阻滞镇痛泵的患者可单次推注局麻药物并测量阻滞范围,如效果欠佳应给予单次髂筋膜阻滞或单次股神经阻滞加以补救并加用口服镇痛药物。对于应用静脉镇痛装置的患者,增加阿片类药物用量需谨慎。必要时可行单次髂筋膜间隙阻滞。可加用曲马多、羟考酮等药物进行镇痛补救。对严重镇痛不全的患者,需排除外科相关并发症。

(3) 外周神经损伤:一旦出现可疑外周神经损伤,应注意鉴别是否与神经阻滞有关。必要时需停神经阻滞镇痛装置观察。

(4) 硬膜外血肿形成:该并发症发生率极低,但若不能早期发现,可能造成不可挽救的损伤。对于硬膜外镇痛并行术后抗凝治疗的患者,应警惕患者术后 12 小时内出现的严重背痛、下肢运动感觉恢复延迟、或者感觉恢复后又重新出现感觉阻滞平面等症状。一旦确诊,需立即行手术清除血肿,尽一切可能尽早挽救患者下肢肢体的功能。

(四) 出院后随访

人工髋关节置换术后需及时返院处理的疼痛原因有:

1. 静脉血栓　血栓部位常有压痛,因此下肢应检查小腿肌肉,腘窝内收肌管及腹股沟下方股静脉;Homans 征:将足向背侧急剧弯曲时,可引起小腿肌肉深部疼痛。小腿深静脉血栓时,Homans 征常为阳性,这是由于腓肠肌及比目鱼肌被动伸长时刺激小腿血栓静脉而引起。

2. 术后感染　切口周围红、肿、痛明显伴发热,人工关节置换术后感染是灾难性的并发症,常可导致手术失败,甚至丧失肢体及生命。

3. 假体脱位　术后假体脱位是人工髋关节置换术最常见而严重的并发症。

4. 假体周围骨折　晚期假体周围骨折常发生于股骨侧,常与假体松动、骨溶解、外力等有关。

5. 髋臼磨损及假体松动、下沉　假体松动、下沉是人工髋关节置换术后最严重的并发症之一,也是髋关节翻修术最常见原因之一。

6. 两下肢不等长　主要原因是患者骨盆倾斜造成。全髋关节置换术后下肢不等长的现象比较普遍,术后患肢延长的情况比较多见,是临床上患者主诉较多的问题之一,也是全髋关节置换术后影响患者步态和功能恢复的常见原因。

表 2-6-1　髋关节及大腿部位手术术后镇痛工作流程图

	术前	术中	POD1	POD2	POD3	备注
外科医师	制定手术方案、同时提出镇痛要求及术后康复要求	尽可能微创手术，缩短手术时间，保护软组织和神经，如无术前或术后神经阻滞计划建议术毕切口局部浸润或者关节腔内浸润阻滞	制定患者下床活动计划；适当补液；处理镇痛并发症	指导患者下床活动；了解患者肠功能恢复情况	对于有镇痛需求的患者，镇痛药物改为口服；行患者出院准备，将住院治疗过渡为门诊治疗	
麻醉医师	介绍麻醉方式、镇痛方式、可能副作用。消除患者紧张情绪。建议术前根据手术部位给予髂筋膜间隙阻滞或股神经阻滞或腰丛阻滞	根据患者情况及要求选择麻醉方式，给予充分的术中镇痛	注明镇痛方式；交代术后注意事项；处理镇痛相关严重不良事件	必要时随访、会诊	必要时随访、会诊	
麻醉护士	负责病房护士疼痛培训	协助神经阻滞，配置镇痛装置	每天1次及以上的疼痛评估，经授权处理镇痛相关副作用，并上报	每天1次及以上的疼痛评估，经授权处理镇痛相关副作用，并上报		
病房护士	介绍疼痛评分方法、康复时机和方法、术前注意事项	/	每日1次及以上的疼痛评估；了解有无镇痛副作用；必要时向医生汇报	每日1次及以上的疼痛评估；指导患者术后锻炼	每日1次及以上的疼痛评估；指导患者术后锻炼	

第二节　膝关节及以下手术

该部位手术主要包括膝关节手术(如人工膝关节置换术)、胫腓骨手术、小腿软组织肿物、足部手术等，主要为骨科手术。

一、术后疼痛分布及疼痛强度

术后疼痛的主要部位为手术切口和骨损伤部位。人工膝关节置换术后疼痛部位除了手术切口、截骨部位外,还包括腘窝部的牵拉痛。除表面软组织肿物术后疼痛程度较轻外,其余手术均为中重度疼痛,其中膝关节置换术、足踝手术术后疼痛尤为严重,是术后疼痛管理的难点。膝关节术后疼痛强度及分布见图2-6-3。

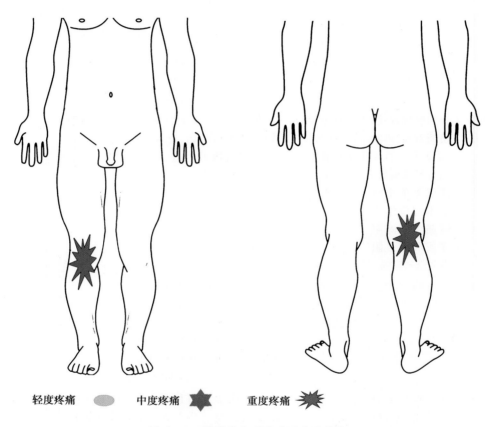

轻度疼痛　⬭　　中度疼痛　★　　重度疼痛　✸

图 2-6-3　膝关节术后疼痛强度及分布

二、康复目标

（一）膝关节置换术

膝关节置换术后,一般术后当天即开始床上被动训练,术后当天麻醉后 6 小时或第 1 天开始下床活动,术后第 3~5 天若无特殊禁忌患者转至康复中心进行后续治疗。

（二）膝关节镜手术术后康复目标

膝关节镜手术视麻醉方式不同,术后下床活动时间有所不同。一般麻醉恢复后患者体力允许的情况下即可下床活动,术后 4~6 小时可恢复进食。

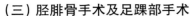

（三）胫腓骨手术及足踝部手术

该部位手术诊断多为骨折,术后当日可以开始局部冰敷,减轻肿胀以及疼痛。术后4~6小时可恢复进食。拔除引流管之后,根据手术方式决定下地时间,鼓励早期进行功能锻炼。

1. 胫骨骨折内固定术后 术后患者平卧禁食6小时,6小时后将患肢置放在软枕上,抬高45°~50°,减轻肿胀。麻醉消失后应嘱患者主动活动膝踝关节,由少量逐渐加大,加多活动量及次数,以防膝踝关节日后僵硬而影响功能。术后第2天鼓励患者挂拐下地活动,患肢不负重。嘱其活动10~15分钟后,上床平卧抬高患肢,肿胀即可消退。如此反复多次随着时间的推移骨折逐渐愈合,肿胀渐消退。术后4周复查X线片,根据骨痂生长情况,决定负重时间。

2. 踝关节骨折接骨板螺钉内固定术后 术后第1天指导家属对患者踝关节进行被动活动;术后第3天指导患者行踝关节主动活动,每日行背伸及跖屈活动各3~5次;术后1周协助患者挂拐下地活动,并逐渐加大活动强度和活动量,但患肢暂不触地;术后2周如踝关节消肿且无明显压痛时,指导患者尝试脚尖落地行走,并逐渐增加活动量。

（四）小腿软组织手术

若无特殊禁忌,麻醉恢复后若患者体力允许即可下床活动,术后4~6小时可恢复进食。

三、多学科围手术期镇痛管理的实施

（一）术前准备

1. 麻醉医生

（1）术前访视,了解患者疾病情况及既往病史,制定麻醉计划。若患者无相关禁忌,推荐术中行椎管内阻滞麻醉或者外周神经阻滞麻醉。

（2）了解患者目前疼痛及用药情况,既往疼痛病史,及术后疼痛治疗病史。若患者目前服用强效镇痛药物,调整用药方案或维持目前治疗,避免戒断综合征。向患者介绍可选用的镇痛方案,制定围手术期疼痛管理策略。

膝关节手术建议切皮前行股神经阻滞或收肌管阻滞（单次或连续）,下肢手术建议切皮前行坐骨神经阻滞合用或不合用隐神经阻滞,足踝部手术建议切皮前行坐骨神经阻滞（如涉及内踝建议加用隐神经阻滞）。

（3）对于部分拟行膝关节置换术的患者,若术前诊断为类风湿关节炎等免疫性疾病,需了解患者激素服用史。必要时需要围手术期增加激素用量。

（4）术前诊断为骨折的患者,需注意术前下肢静脉超声检查结果,了解患者有无下肢血栓形成。

2. 外科术前准备

（1）若患者条件允许,推荐应用微创手术,如膝关节镜、踝关节镜等。

（2）无NSAIDs用药禁忌证的患者,术前1~3天即开始使用NSAIDs预防镇痛,必要时合用对乙酰氨基酚。

（3）术前存在血液高凝风险的患者（如骨折后长期卧床、老年患者等）,术前应行下肢静脉超声、DIC全项等检查,若发现深静脉血栓,应在术前进行抗凝处理。

（4）和患者沟通手术及康复方案

3. 病房护士

（1）术前集中健康宣教,通过幻灯片授课形式面对面指导患者正确认识疼痛及如何减轻疼痛。

（2）向患者介绍疼痛强度评估方法。

（3）入院时对患者进行第一次疼痛强度评分,次日起每日 14:00 进行一次评分。

（4）指导患者使用疼痛强度评估工具进行疼痛强度评分,分别询问患者卧床休息和翻身活动时的疼痛评分。

（5）协助并指导患者肢体功能锻炼:踝关节背伸、直腿抬高及正确翻身。

（6）术前适应性锻炼:床上大小便,避免术后体位改变不习惯引起的疼痛。

（二）术中减少疼痛和应激的措施

1. 麻醉管理

（1）若无相关禁忌,首选椎管内麻醉或者外周神经阻滞,有效减少手术部位炎症反应,利于术后镇痛。该部位为股神经和坐骨神经支配,行外周神经阻滞麻醉时,需行腰丛 + 坐骨神经阻滞或者股神经 + 坐骨神经阻滞。

（2）若患者为全身麻醉,无神经阻滞相关禁忌证时,推荐联合实施外周神经阻滞。如膝关节镜手术行股神经阻滞,可有效减少术后疼痛。

（3）若无相关禁忌,手术结束前 30 分钟即开始 NSAIDs 治疗(除非患者术前 1~3 天已开始应用 NSAIDs)。

（4）术中即开始预防治疗术后恶心呕吐,可加用地塞米松、5-HT$_3$ 受体抑制剂(昂丹司琼、托烷司琼)、氟哌利多等。

2. 外科医生

（1）术中尽量保护软组织,选择合适的手术路径,避免神经损伤。

（2）术中止血带管理:膝关节及以下部位手术一般术中可上止血带,以减少术野渗血。术中使用可满足手术需求的最小充气压力(收缩压 +80~100mmHg),记录止血带充气时间,以不超过 1.5~2 小时为宜。

（3）患者麻醉后摆体位时,注意保护受压部位,以免长时间压迫导致神经损伤。

（4）术中避免骨髓腔压力过高。注入骨水泥时要缓慢,避免骨水泥反应。

（5）术毕时行伤口局部浸润,和(或)关节腔内局部阻滞(具体参考第一篇)。

3. 麻醉护士　了解镇痛方案,协助麻醉医生行外周神经阻滞,配置镇痛装置,指导患者正确使用自控镇痛,登记镇痛随访单。

（三）术后镇痛方案及管理

该部位手术术后疼痛严重,是术后镇痛治疗的重点。膝关节及以下部位由股神经和坐骨神经支配,目前的超声引导下神经阻滞及神经刺激仪定位技术可实现完善的神经阻滞效果。因此,该部位术后镇痛为以外周神经阻滞为主的多模式镇痛,首选镇痛模式推荐连续外周神经阻滞 + 切口局部浸润或关节腔浸润阻滞 + 口服或静脉镇痛药物,次选镇痛方案为单次外周神经阻滞 + 切口局部浸润或关节腔内浸润 + 静脉自控镇痛(阿片类药物 +NSAIDs)。

1. 麻醉医生

（1）外周神经阻滞,包括单次神经阻滞和连续神经阻滞。膝关节手术可行单次或连续股神经阻滞,胫腓骨手术、足踝部手术可行单次或连续坐骨神经阻滞。需注意的是,对于一些较复杂的手术,因术中神经损伤的风险较高,为尽早了解神经功能情况,需避免应用连续神经阻滞。

(2) 硬膜外镇痛效果确切,但不符合骨科患者术后康复要求,而且骨科患者术后多需要抗凝治疗,硬膜外血肿的风险增高。

(3) 静脉患者自控镇痛。常用镇痛药物为阿片类药物联合 NSAIDs。联合用药可显著减少阿片类药物用量,从而减少阿片类药物相关不良反应(药物配方见第一章)。

(4) 局部浸润阻滞。如关节腔内阻滞、手术切口局部浸润阻滞等。目前研究表明,关节腔内置管连续阻滞可实现有效的术后镇痛,但可能增加术后感染风险。

外周神经阻滞、关节腔内浸润阻滞的方法及用药方案详见第一章相关部分。

2. 外科医生

(1) 术后注意观察患者恢复情况,尽早开始患者术后康复治疗。全膝关节置换术后 6 小时麻醉清醒后指导患者开始踝关节的屈伸运动,进行早期系统功能锻炼。运动前 5~10 分钟可以按压 1 次镇痛装置,或者提前 15~30 分钟静脉使用凯纷(氟比洛芬酯)或特耐(帕瑞昔布钠),达到较好的镇痛效果。

(2) 术后尽早开始抗凝治疗,预防深静脉血栓。

(3) 观察伤口愈合情况,若手术部位出现异常疼痛,警惕伤口感染。

(4) 停用镇痛装置后的序贯治疗:一般镇痛装置使用至术后 2~3 天,之后可继续服用对乙酰氨基酚和(或)NSAIDs/COX2 抑制剂进行镇痛治疗,必要时加用强效镇痛药,如泰勒宁、硫酸吗啡缓释片。

3. 镇痛护理

(1) 麻醉护士和外科护士每日各随访一次,进行疼痛评估。注意观察患者有无镇痛相关的不良反应,疼痛评分≥4 时,需通知外科医生处理,并再次评估。

(2) 术后体位:术后患者须抬高术肢高于心脏 20~30cm,利于患肢肿胀消退,同时可缓解切口疼痛。人工全膝关节置换患者术后可采取自由卧位,在协助患者翻身时将患肢摆放在合适位置,以不引起剧烈疼痛为宜。通常患者为了翻身方便会采取患侧卧位,在采取健侧卧位时护士可协助患者在患肢下方垫上合适高度的软垫,避免伤口受压引起疼痛。

(3) 物理镇痛护理:冷敷可使微血管收缩毛细血管内膜通透性降低,减慢神经传导速率,降低组织温度及细胞代谢,具有镇痛、止血、消肿的作用。

(4) 心理护理:帮助患者保持积极、稳定、乐观的心理状态。

4. 镇痛相关并发症的处理

(1) 术后恶心呕吐:适当输血补液,避免贫血、低血容量、低血压;采用多模式止吐治疗,预防性应用止吐药物;必要时暂停术后镇痛装置。

(2) 镇痛不全:连续股神经或坐骨神经阻滞者,若导管位置良好,可一次推注 10~15ml 局麻药液。PCIA 者,可适当增加自控剂量。补救镇痛药物可选用:曲马多 2~3mg/kg,静脉滴注,每日用量不超过 400mg;吗啡 1~3mg/1~2 分钟,静脉滴注或皮下注射,观察 5~10 分钟后进行疼痛评估,若效果不佳可继续给药,一般首剂剂量范围为 2~10mg 或同等效能其他阿片类药物。

(3) 外周神经阻滞常见并发症为下肢肌力减弱,患者首次下床需要有人搀扶,避免跌倒。必要时,应减少局麻药用量,降低局麻药浓度。对于采用神经阻滞的患者,麻醉医师需明确告知主刀医生和病房护士,在患者术后下地时给予足够的保护,防止跌倒发生。

(4)外周神经损伤:一旦出现可疑外周神经损伤,应注意鉴别是否与神经阻滞有关。必要时需停药观察。

(5)需鉴别的其他术后疼痛

1)静脉血栓部位常有压痛,因此下肢应检查小腿肌肉、腘窝内收肌管及腹股沟下方股静脉;Homans 征:将足向背侧急剧弯曲时,可引起小腿肌肉深部疼痛。小腿深静脉血栓时,Homans 征常为阳性,这是由于腓肠肌及比目鱼肌被动伸长时刺激小腿血栓静脉而引起。

2)髌骨下外侧"窜"痛:人工膝关节置换术采用膝关节正中皮肤切口,髌旁内侧入路暴露膝关节时,常常会将髌骨外侧支的皮神经切断,术后一般会出现髌外下方皮肤麻木,有时还会有窜电般皮肤过敏和疼痛现象。但是这种疼痛时间很短,一般会在 3 个月左右恢复。术前应将这种情况告知患者,术后出现这种情况时患者不会感到惊慌和紧张。

表 2-6-2 膝关节及以下手术术后镇痛工作流程图

	术前	术中	POD1	POD2	POD3	备注
外科医师	手术方式、同时提出镇痛要求及术后康复要求,为患者开具口服镇痛药物	尽可能微创手术,缩短手术时间,保护软组织和神经,如术前未行神经阻滞,建议术毕切口局部浸润或者关节腔内浸润阻滞,减短止血带时间	制定患者下床活动计划;适当补液;处理镇痛并发症	指导患者下床活动;了解患者肠功能恢复情况	对于有镇痛需求的患者,镇痛药物改为口服;行患者出院准备,将住院治疗过渡为门诊治疗	
麻醉医师	介绍麻醉方式、镇痛方式、可能副作用,建议切皮前根据手术部位不同行股神经阻滞、或收肌管阻滞、或隐神经阻滞、或坐骨神经阻滞	根据患者情况及要求选择麻醉方式,给予充分的术中镇痛。首选连续外周神经阻滞镇痛(膝关节:连续股神经镇痛或连续收肌管镇痛;下肢及足踝部连续坐骨神经镇痛)	注明镇痛方式;交代术后注意事项;处理镇痛相关严重不良事件	必要时随访、会诊	必要时随访、会诊	
麻醉护士	负责病房护士疼痛培训	协助神经阻滞,配置镇痛装置	每天 1 次及以上的疼痛评估,经授权处理镇痛相关副作用,并上报 APS 负责人	每天 1 次及以上的疼痛评估,经授权处理镇痛相关副作用,并上报 APS 负责人		

续表

	术前	术中	POD1	POD2	POD3	备注
病房护士	介绍疼痛评分方法、康复时机和方法、术前注意事项	/	每天1次及以上的疼痛评估；了解有无镇痛副作用；必要时向医生汇报	每天1次及以上的疼痛评估；指导患者术后锻炼	每天1次及以上疼痛评估；指导患者术后锻炼	

（张庆芬　王天兵　李　虎　郑群怡　薛　云）

参 考 文 献

1. Chou R etc. Management of Postoperative Pain：A Clinical Practice Guideline From the American Pain Society，the American Society of Regional Anesthesia and Pain Medicine，and the American Society of Anesthesiologists' Committee on Regional Anesthesia，Executive Committee，and Administrative Council. J Pain. 2016，17（2）：131-157.

2. 丁正年，王祥瑞，邓小明等 . 成人手术后疼痛处理专家共识(2014)// 中华医学会麻醉学分会 .2014 版中国麻醉学指南与专家共识 . 人民卫生出版社 .2014；294-304.

第七章

脊柱外科手术

一、术后疼痛分布及疼痛强度

脊柱手术根据部位可分为颈椎、胸椎和腰椎手术。

（一）颈椎手术

颈椎减压和（或）融合手术可经前路或后路进行，有时也需要前、后路联合手术。

1. 前路手术对正常结构的破坏较小，一般情况下术后疼痛程度较轻（图 2-7-1），主要是局部伤口疼痛（轻度，NRS 3~4 分），以及由于手术中牵拉气管和全麻气管插管导致的咽喉部肿胀，从而引发的吞咽时疼痛（轻到中度，NRS 3~6 分），偶有神经减压后出现的反应性神经疼痛（中到重度，NRS 4~8 分）。

2. 后路手术的疼痛程度一般情况下为中度（图 2-7-2），主要是局部伤口疼痛（轻到中度 NRS 3~6 分），部分患者会出现肩部牵拉样疼痛（中度 NRS 4~6 分）；但不同的手术方式疼痛程度有所不同。

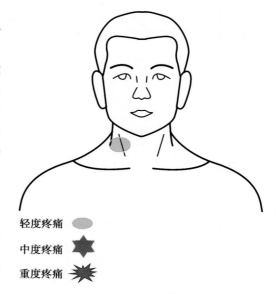

轻度疼痛

中度疼痛

重度疼痛

图 2-7-1　颈椎前路手术术后疼痛分布及强度

（二）胸椎手术

术后疼痛根据手术方式的不同，涉及的部位和强度有所不同。

1. 脊柱畸形（例如侧弯、后凸等）矫正手术的创伤大，术后疼痛强度通常为重度（NRS 6~8 分）（图 2-7-3）。

2. 有些手术需从前路进行（经胸或胸腹联合入路）或前后联合入路，则手术涉及肋骨、胸腔或腹腔，会有相应的肋间神经或胸、腹壁痛（中到重度 NRS 6~10 分）。

3. 有些手术（例如胸椎压缩性骨折的椎体成形术）的创伤很小，术后仅为轻度疼痛

（NRS1~3分）。

（三）腰椎手术

腰椎是最常见的脊柱手术部位,大部分手术类型为减压和(或)融合。

1. 术后疼痛以伤口疼痛为主(中到重度 NRS 5~7分),还有因为神经减压后出现的反应性神经痛(重度 NRS 6~8分),呈电击、烧灼样疼痛(图2-7-4)。

2. 有些手术(例如椎间孔/盘镜手术、腰椎压缩性骨折的椎体成形术、内固定物取出术)的创伤很小,术后仅为轻度疼痛(NRS 2~4分)。

二、康复目标

脊柱手术后的康复目标根据手术方式的不同而有所不同(表2-7-1)。

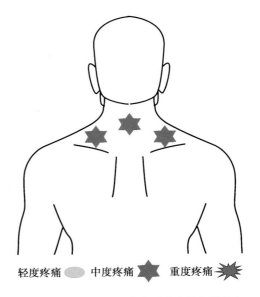

图 2-7-2　颈椎后路手术术后疼痛分布及强度

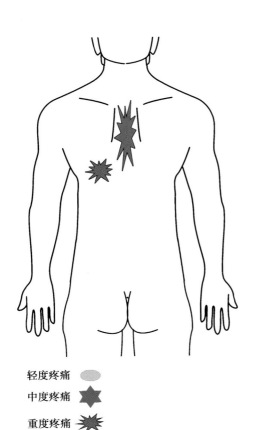

图 2-7-3　胸椎后路手术术后疼痛分布及强度

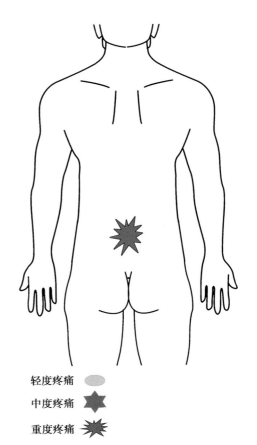

图 2-7-4　腰椎手术术后疼痛分布及强度

表 2-7-1　不同手术方式的康复目标

手术方式	下床活动时间	进食时间
颈椎前路手术	术后第 1 天	术后 8 小时后开始进流食,术后第一天基本恢复正常饮食
颈椎后路手术	术后第 2~3 天	术后 8 小时后开始进食,术后第一天基本恢复正常饮食
胸椎后路手术	术后 5~7 天	术后 8 小时后开始进流食,下床活动前以少渣饮食为主,下床活动后基本恢复正常饮食
腰椎后路手术	术后 5~7 天(腰椎微创手术、内固定物取出术,术后 2~3 天)	术后 8 小时后开始进流食,下床活动前以少渣饮食为主,下床活动后基本恢复正常饮食
椎体成形术椎间孔镜	术后 6 小时 ~1 天	术后 2 小时后基本恢复正常饮食

三、多学科围手术期镇痛管理的实施

(一)术前准备

1. **麻醉医生**　根据患者的手术、疾病状况初步制定术中麻醉方法和术后镇痛方法。访视患者并交代术后预计疼痛程度、可选择的镇痛方法、伤口之外的可能疼痛部位(例如咽部疼痛 1~2 天)。积极协助外科医生处理术前患者存在的重度疼痛,多为神经根受压或刺激后根性痛,可选用 NSAIDs(如无禁忌证)、激素、甘露醇等,必要时加用强效中枢镇痛药。

2. **外科医生**

(1)与家属及患者沟通手术方式。

(2)不用清洁灌肠(术前一晚开塞露 110ml 灌肠一次)。

(3)手术当日留置导尿管。

(4)积极治疗术前重度疼痛。

3. **护理**

(1)评估患者伴发的疼痛部位、强度、疼痛时间。

(2)教会患者使用疼痛数字评分法。

(3)评估患者入院前是否需服镇痛药。

(4)选择合适的床垫、硬板或棕垫。

(5)评估患者的病情、体重、配合能力、手术部位。

(6)试戴颈托或腰围,选择合适的型号。

(7)护士应提前对患者及其家属进行有关疼痛的原因和如何减轻疼痛的教育:

1)术后神经根水肿会造成肢体疼痛。

2)疲劳、睡眠不足可以促使疼痛加重。

3)按摩、分散注意力可以加强镇痛药物的疗效。

4)术后翻动会加重疼痛,向患者示范轴线位翻身的方法及注意事项。

(8)不同部位手术注意事项

1)颈椎前路手术的患者,术前应教会并协助患者进行气管推移练习,即用一只手的 2~4 个指头,从右侧向对侧推移气管,并保持一定的时间,以减轻术后的不适和局部的疼痛。

2）正确佩戴颈托,减少对耳部、脸颊、肩部皮肤压迫产生的疼痛。

3）颈前路手术后会有咽喉部疼痛,进食、饮水时感疼痛。

4）正确佩戴腰围(图 2-7-5,图 2-7-6),减轻腰围对腰部皮肤的压迫产生的疼痛。

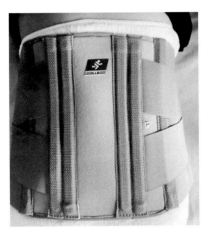

图 2-7-5　腰围的正确佩戴(背侧)

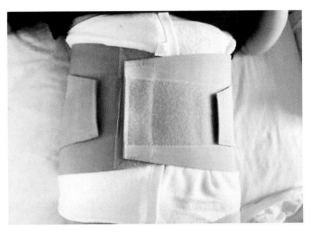

图 2-7-6　腰围的正确佩戴(腹侧)

(二)术中减低围手术期应激和疼痛的措施

1. 麻醉管理

(1) 术中降低应激的措施:适宜剂量的阿片类药物(如舒芬太尼 0.4~0.6μg/kg、瑞芬太尼 0.1~0.2μg/(kg·min)),保持合适的镇静深度(BIS 40~60)。

(2) 术中即开始预防术后恶心、呕吐的措施:麻醉前静脉注射地塞米松 10mg,术毕预防性应用 5-HT$_3$ 受体拮抗剂(昂丹司琼 4mg 或托烷司琼 5mg,静脉注射)。

(3) 术中预防性应用抗生素,其他消炎镇痛措施包括应用激素、NSAIDs(氟比洛芬酯注射液 50~100mg 静脉注射或帕瑞昔布 20~40mg 静脉注射)。

(4) 预防低体温(核心体温保持在 36℃以上)。

(5) 控制补液:俯卧位使心输出量降低,主要原因是静脉回流减少,可适当增加液体入量,维持尿量 0.5~1ml/(kg·h),必要时可通过每搏变异度监测指导液体治疗(维持 SVV<13)。

2. 外科操作

(1) 避免或减轻操作可能加重的疼痛或不适,如俯卧位后咽部水肿、股外侧皮神经损伤、上臂过度外展引起的臂丛神经损伤等。

(2) 保护患者受压部位(头面部、两侧肩峰前侧面、两侧肋骨、乳房、髂前上棘、生殖器、膝、胫前)等。

(3) 术中如发生神经损伤或硬膜损伤应随时与麻醉医生沟通,尽早使用神经保护治疗;术毕伤口应用局部麻醉药封闭(0.5%~0.75% 罗哌卡因或布比卡因)。

3. 护理　麻醉护士了解镇痛方案,协助配置镇痛装置,登记镇痛单。

(三)术后镇痛方案及管理

多模式镇痛是最有效的术后镇痛方式,应根据患者及手术的具体情况选择适宜的镇痛方法。

1. 麻醉科

（1）首选镇痛方案

1）中、重度疼痛者首选静脉患者自控镇痛（PCIA，配方见第一篇），术后应用 48~72 小时；阿片类耐药的患者应调整剂量，可增加负荷剂量和（或）背景量或考虑应用镇痛剂量的氯胺酮（剂量用法见下）。

2）无禁忌证时，常规应用 NSAIDs，但不宜超过 5 天，例如静脉滴注氟比洛芬酯 50~100mg，每天 2 次或帕瑞昔布 40mg，每天 2 次，或者口服布洛芬 400mg，每天 3~4 次；术后镇痛联合应用加巴喷丁和 COX~2 选择性 NSAIDs 的效果优于单独用药；若镇痛装置内配有氟吡洛芬酯，应避免再使用其他途径的同类 NSAIDs，以免过量。

3）小手术引起的轻度或轻、中度疼痛可首选口服对乙酰氨基酚和 NSAIDs 药物（剂量用法见下）。效果不显著时可考虑口服中、强效中枢镇痛药（曲马多、可待因、泰勒宁等）。

（2）次选方案

1）因绝大多数患者术后可进食，未使用镇痛装置患者可以采用口服药镇痛，药物可选用阿片类药物（羟考酮缓释片 10mg 每 12 小时一次或盐酸吗啡缓释片 30mg 每 12 小时一次）联合 NSAIDs（布洛芬缓释片 400mg 每天 2 次或同类药物）；也可应用复合制剂如氨酚羟考酮（泰勒宁）1~2 片，每天 3 次。

2）可常规联合口服对乙酰氨基酚（扑热息痛），15mg/kg，q6h；如果体重 <50kg 和（或）有肝损害危险因素则应减量。如果同时口服氨酚羟考酮（含对乙酰氨基酚 375mg/ 片），需谨慎对乙酰氨基酚不要过量（每日不超过 2g）。

（3）辅助镇痛

1）加巴喷丁能减少术后疼痛和阿片类用量，可在术前 2 小时服用 100~300mg，术后继续应用 300mg，每天 3 次；肾功能障碍者（GFR<50ml/min）需调整剂量；术前已应用加巴喷丁者不需要调整剂量；术前应用普瑞巴林者术后也继续应用。

2）应用长效局麻药（例如 0.25%~0.5% 布比卡因、0.5%~0.75% 罗哌卡因）进行伤口浸润适合于所有手术。

3）氯胺酮单次应用可减轻痛觉过敏（尤其是应用瑞芬太尼后），还可减少阿片类相关副作用（包括 PONV），较大手术可于术中应用亚麻醉剂量 0.25~0.5mg/kg，继以 2.5~10μg/（kg·min）；术后疼痛较难控制者（例如阿片类耐药或成瘾时）可在 PCA 中加用氯胺酮 5mg/ 每次按压；应用氯胺酮时可考虑同时应用苯二氮䓬类（防治幻觉）和止涎剂；合并缺血性心脏病、高血压、颅内压升高时慎用氯胺酮。

4）高危手术，即手术前压迫严重、症状重者（如脊髓型颈椎病，颈椎后纵韧带骨化，腰椎间盘巨大突出，腰椎间盘脱出，胸椎间盘突出，胸椎管狭窄，脊柱后凸畸形，脊柱侧弯，脊柱翻修手术等），可于手术前半小时或手术减压前半小时予以激素和（或）甘露醇输注，甲泼尼龙 15~30mg/kg 适量冲击治疗，甘露醇 125~250ml（如患者肾功能不全，可更换为同等剂量的甘油果糖）；术后应用甲泼尼龙 3mg/（kg·d）或 80mg 每天 2 次，输注 3~5 天，是否应用甘露醇可根据患者恢复情况决定。

常规手术，术前可不应用激素和甘露醇，如患者术后出现反应性神经症状可输注甲泼尼龙 80mg，每天 1 次或 2 次；根据患者恢复情况决定是否应用甘露醇。

2. 术后护理　疼痛评估、随访及反馈机制

（1）每日评估患者的疼痛、病情、神志、伤口、管路及治疗。

（2）遵医嘱选择不同途径给药,肌肉、口服、外贴等。

（3）用药前进行疼痛评分,用药后根据给药途径的不同选择时间再次评估;其中包括副作用观察:排便习惯改变、腹胀、头晕、恶心、呕吐、皮肤瘙痒、嗜睡、呼吸抑制、疼痛爆发次数等。

（4）患者在病房由手术车挪移到病床时使用过床板,减少徒手搬动带来的疼痛;过床板垫于患者身下的大单处,一名护士保护头颈部,两人由病床侧缓慢拉动床单,将患者由手术车滑移至病床。

（5）颈椎后路伤口引流管下近伤口敷料边缘处垫水胶体敷料,防止管路压迫皮肤造成的疼痛和压疮。

（6）颈椎术后佩戴颈托,颈托内垫毛巾,减轻皮肤受压（图 2-7-7,图 2-7-8）。

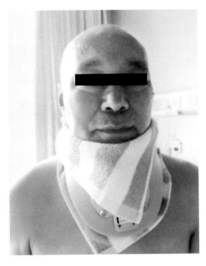 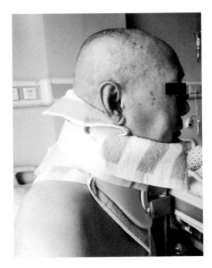

图 2-7-7　颈椎术后颈托及内垫毛巾（正面）　　图 2-7-8　颈椎术后颈托及内垫毛巾（侧面）

（7）术后轴线位翻身,翻身前可先按压一次镇痛装置,翻身后颈肩部垫软枕,调节舒适体位,使颈后肌肉放松,减轻疼痛。

（8）物理治疗:遵医嘱应用多功能神经肌肉电刺激仪、特定电磁波治疗器（TDP）、半导体激光治疗仪等辅助镇痛治疗。

3. 常见不良事件（按发生率排序）

（1）恶心、呕吐:较常见,可通过麻醉前应用地塞米松、避免应用吸入麻醉药、术毕应用镇吐药（例如 5-HT$_3$ 受体拮抗剂）等措施进行防治,必要时暂停背景输注,改为 PCA。

（2）首次下床活动时需有人陪护,预防跌倒。

表 2-7-2　脊柱外科手术术后镇痛工作流程图

	术前	术中	POD1	POD2	POD3	备注
外科医师	处理并发症；确定手术方案，签署手术知情同意书	缩短手术时间，保护软组织和神经	根据手术类型制定患者下床活动计划；适当补液；能进食者开具口服镇痛药；处理镇痛并发症	根据手术类型制定患者下床活动计划；适当补液；处理镇痛并发症	停用静脉镇痛者过渡为口服镇痛药	
麻醉医师	麻醉前评估，介绍麻醉方式、镇痛方式、可能副作用。积极协助处理术前疼痛	根据患者情况及要求选择麻醉及镇痛方式	注明镇痛方式；交代术后注意事项；处理镇痛相关严重不良事件	必要时随访、会诊	必要时随访、会诊	
麻醉护士	负责病房护士疼痛培训	麻醉恢复室中进行必要的补救镇痛	术后随访镇痛装置镇痛效果并处理并发症	术后随访镇痛装置镇痛效果并处理并发症	术后随访镇痛装置镇痛效果，考虑撤除镇痛装置或加药	
病房护士	介绍疼痛评分方法、康复时机和方法、术前注意事项		监测生命体征，评估疼痛评分，中度以上疼痛需补救镇痛或联系麻醉科调整镇痛装置；了解有无镇痛副作用；指导患者术后锻炼	疼痛评估；了解有无镇痛副作用；指导患者术后锻炼	疼痛评估；指导患者术后锻炼	

（张熙哲　许晓诺　黄　杰　唐晓冬）

参 考 文 献

1. Yamauchi M, Asano M, Watanabe M, et al. Continuous low dose ketamine infusion improves the analgesic effects of fentanyl patient controlled analgesia after cervical spine surgery. Anesth Analg, 2008, 107(3): 1041-1044.
2. Schenk MR, Putzier M, Kügler B, et al. Postoperative Analgesia After Major Spine Surgery: Patient~Controlled Epidural Analgesia Versus Patient~Controlled Intravenous Analgesia. Anesth Analg, 2006, 103(5): 1311-1317.
3. Wu MH, Wong CH, Niu CC, et al. A comparison of three types of postoperative pain control after posterior lumbar spinal surgery. Spine, 2011, 36(25): 2224-2231.
4. Sharma S, Balireddy RK, Vorenkamp KE, et al. Beyond opioid patient~controlled analgesia: a systematic review of analgesia after major spine surgery. Reg Anesth Pain Med, 2012, 37(1): 79-98.
5. Reuben SS, Buvanendran A, Kroin JS, et al. The analgesic efficacy of celecoxib, pregabalin, and their combination for spinal fusion surgery. Anesth Analg, 2006, 103(5): 1271-1277.
6. Benyahia NM, Breebaart MB, Sermeus L, et al. Regional Analgesia Techniques for Spine Surgery: A Review with Special Reference to Scoliosis Fusion. Benyahia NM, et al. J Spine, 2015, 4(1): 208-214.

第八章

骨盆骶骨肿瘤手术

骨盆骶骨肿瘤主要包括原发骨肿瘤和转移瘤。该部位手术的特点是手术极具破坏性，手术创面大，出血多，患者术后疼痛剧烈。该类手术的围手术期疼痛管理难度较大，需要临床医生相互协作，采取多种药物、多种模式综合镇痛治疗。

一、术后疼痛分布及疼痛强度

由于肿瘤本身破坏骨质、压迫相邻神经，骨盆骶骨肿瘤患者术前往往存在中、重度疼痛（NRS 4~10 分），而这可能是加重术后疼痛的原因之一。

更为重要的是，手术本身对解剖结构的破坏、手术创面大，直接导致剧烈的术后疼痛，疼痛部位多为手术部位，集创伤性、炎症性、神经病理性多种性质疼痛。

若手术时间长，患者术中长时间保持某一体位，也会导致体位相关的术后疼痛如上肢、颈部，该疼痛程度一般为轻度疼痛（图 2-8-1）。

二、康复目标

（一）术后尽早下床活动，减少呼吸系统并发症。

骨盆肿瘤切除重建术后患者卧床时间长（2~6 周），卧床并发症发生比率极高。术后 24 小时开始，可协助患者翻身、拍背。痰量较多时，给予雾化吸入或化痰药物治疗。

1. 接受半盆截肢手术的患者，应该鼓励他们尽早下床活动，最好在术后几天之内。年轻患者可以扶拐下地行走，而老年患者需要逐步恢复，首先扶着桌子站立，而后依靠代步器协助行走。

2. 人工半骨盆＋全髋关节置换重建缺损术后的患者由于进行了周围肌肉软组织的修复，术后应卧床 4~6 周，以增强髋关节的稳定性。如果术中进行了植骨，术后卧床可能需要达到 8 周或更长的时间，髋关节逐渐稳定后锻炼站立，逐渐由部分负重至完全负重，术后 3 个月髋关节周围软组织形成瘢痕可以防止髋关节的脱位。

（二）引流管应保留至 24 小时引流量少于 50ml。充分引流是预防术后出现伤口感染的必要条件。

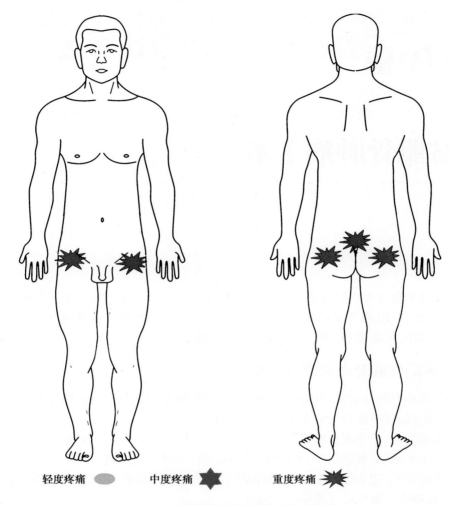

轻度疼痛　　　　　中度疼痛　　　　　重度疼痛

图 2-8-1　骨盆骶骨术后疼痛分布及强度

（三）如手术未累及胃肠道，术后 6 小时后无腹胀、呕吐，可让患者少量饮水，听诊肠鸣音，待患者自行排气（一般为术后 24~48 小时），开始进食。如肿瘤侵犯广泛，手术涉及胃肠道，术后应予以禁食，持续胃肠减压并给予胃肠外营养治疗。

三、多学科围手术期镇痛管理的实施

（一）术前准备

1. 麻醉医生

（1）术前访视，了解患者疾病情况及并发症，以及放化疗病史。对于接受放化疗的患者，需注意是否存在相关并发症，如贫血、白细胞减低等。

（2）了解患者术前疼痛程度及镇痛药物服用情况。因该类患者术前即可能存在中重度疼痛，并且长期服用阿片类药物以控制疼痛。麻醉医生术前访视患者时，必须了解患者是否存在阿片类药物耐受，以及目前的用药方案。制定术后镇痛方案时，需要考虑术前患者的每

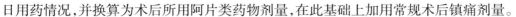

日用药情况,并换算为术后所用阿片类药物剂量,在此基础上加用常规术后镇痛剂量。

(3) 术前麻醉医生需要与外科医生充分沟通,了解手术范围及出血风险,以便进行充分的术前准备。

2. 外科术前准备

(1) 术前存在严重疼痛的患者,可加用阿片类药物(首次剂量 10~30mg 缓释吗啡,口服或等效剂量其他阿片类药物,并用即释吗啡补救,统计出 24 小时总量,折算成缓释制剂用量)。合并神经病理性疼痛可加用加巴喷丁口服(100mg 每天 3 次,如无头晕,逐渐加量至 300mg 每天 3 次),NSAIDs(布洛芬 250mg 每天 3 次,或同类药物或塞来昔布 200mg 每天 1~2 次)等进行镇痛治疗。

(2) 术前存在血液高凝风险的患者,应行下肢静脉超声、DIC 全项等检查,若发现有血栓形成,应在术前进行适当处理。

(3) 根据手术部位及出血风险,对患者进行综合评估,尽可能在术前实施手术部位血管栓塞或者术中髂内动脉结扎及腹主动脉临时阻断技术,以减少术中出血。术前需根据手术情况充分备血。骨盆、骶骨恶性肿瘤患者的手术时间较长,手术创面大且难以止血,输血量一般超过 2000ml。

(4) 术前准备中最重要的工作就是肠道的准备,包括使用灌肠剂和服用导泻药。如果肠道准备不足,肠道破损后容易造成伤口感染。一般术前 2 天患者开始进流食,术前 24 小时开始服用导泻药,手术当天清晨灌肠。

(5) 与患者及家属沟通手术及康复计划

3. 病房护士

(1) 术前宣教,指导患者正确认识疼痛及如何减轻疼痛。

(2) 向患者介绍疼痛强度评估方法。

(3) 入院时对患者进行第一次疼痛强度评分,次日起每日下午 14:00 进行一次评分。

(4) 指导患者使用疼痛强度评估工具进行疼痛强度评分,分别询问患者卧床休息和翻身活动时的疼痛评分。

(5) 评估患者入院前是否服用镇痛药物。

(6) 评估患者病变累及范围及活动能力。

(7) 示范,教会患者骨盆翻身技巧及注意事项。

(8) 提前告知患者术后体位及注意事项:

1) 患肢抬高 15°~30°。

2) 穿矫正鞋保持外展中立位(图 2-8-2)。

3) 外展 25°~30°(图 2-8-3)。

4) 避免内收外旋。

(9) 术前常规肠道准备、清洁皮肤,保证良好睡眠。

(二) 术中减轻应激和疼痛的措施

1. 麻醉管理

(1) 术中预防低体温,保温毯覆盖非手术区域、加温输血输液。

(2) 若术中需要进行主动脉球囊阻断,则须记录球囊阻断时间。松主动脉球囊前,需充分补液,准备血管活性药物(如去氧肾上腺素、去甲肾上腺素等),维持血流动力学稳定。

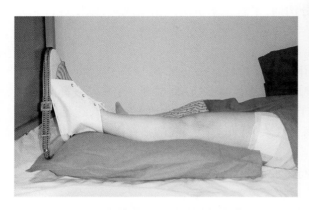

| 图 2-8-2 术后穿矫正鞋保持外展中立位 | 图 2-8-3 术后体位外展 25°~30° |

（3）术中充分镇痛，该部位手术多为全身麻醉，术中舒芬太尼总用量至少 0.5~1μg/kg。保持适当镇静深度（BIS 40~60）。

（4）视患者和手术情况可考虑复合硬膜外麻醉。但由于手术出血风险高，大出血后可能伴随凝血功能异常以及术后需要抗凝治疗，实施硬膜外镇痛需谨慎。

（5）对于涉及髋部的手术，实施髂筋膜间隙阻滞对手术镇痛可能是有益的。

（6）对于术前即存在阿片类药物耐受的患者，术中需加大阿片类药物用量。

（7）积极抗感染治疗，可选择乌司他丁等酶抑制剂、激素，若无 NSAIDs 相关禁忌证，术毕可加用 NSAIDs 进行镇痛治疗。

（8）术中即开始多模式预防术后恶心呕吐，避免低血容量。可加用地塞米松、5-HT$_3$受体抑制剂（昂丹司琼、托烷司琼）、氟哌利多等。

2. 外科操作

（1）手术时间长，患者需保证一个舒适的体位以避免局部的压伤和神经麻痹。侧卧位时避免上肢过伸（90°以内）和压迫腋窝，应加腋垫，保护臂丛神经；俯卧位时保护眼面部、男性会阴部，注意避免胸腹部受压；对于长时间接触床面的部位要垫软垫。

（2）术毕尽可能实施切口局部浸润阻滞（0.35%~0.5% 罗哌卡因，总量不超过 250mg）。

（3）术中如需切断神经，宜尽可能先行神经周围阻滞（0.5% 罗哌卡因 2~3mL，切断神经的近端浸润 + 地塞米松 5mg 静脉注射）。

3. 麻醉护士 了解镇痛方案，协助配置镇痛装置，指导患者正确使用自控镇痛，登记镇痛随访单。

（三）术后镇痛方案及管理

骨盆脊柱肿瘤手术的术后疼痛管理较为困难，通常需要多模式镇痛，镇痛方法以经静脉患者自控镇痛为主，若患者及手术情况允许，可谨慎实施硬膜外患者自控镇痛。

1. 麻醉医生

（1）首选患者自控静脉镇痛，镇痛药物以阿片类药物为主，但单独应用经静脉阿片类药物通常不能满足镇痛需要。常用的联合镇痛中，若无相关禁忌，推荐加用 NSAIDs（术中有大出血倾向，可选用 COX2 抑制剂）；周围神经阻滞也可以选择，但由于此类手术肿瘤与周围组织关系密切因此手术创伤较大切除组织较多,术中很可能伤及神经,因此是否实施周围神经阻滞应与外科医生协商后决定。

(2) 无胃肠道侵犯的患者,术后很快可以进食,可以选用口服镇痛模式。术前 2 小时,口服缓释羟考酮 10~20mg(或盐酸吗啡控释片 30mg),对乙酰氨基酚 500mg(或塞来昔布200mg)。术后每 12 小时按时服药。

(3) 术前存在阿片类药物耐受的患者,术后阿片类药物的每日用量等于常规术后镇痛药物剂量加术前每日阿片类药物用量。

(4) 术中小剂量氯氨酮可能有效降低术后疼痛。

2. 外科医生

(1) 此类患者神经损伤较重,术后慢性疼痛发生率高,患者可自手术当日开始口服加巴喷丁,100mg 每日 3 次,如无头晕等不良反应,第 2、3 天逐渐加量至 300mg 每日 3 次。

(2) 有明确神经根炎症水肿性疼痛,可加用甘露醇和激素。

(3) 对于实施 PCIA 的患者,出现镇痛不全时,可请麻醉科会诊,增加患者自控 PCA 剂量,或加用作用机制不同的镇痛药,如曲马多 1~2mg/kg 静脉滴注,每日用量不超过 400mg。或加口服药物如氨酚羟考酮 1 片,每天 3 次。

(4) 停止使用静脉镇痛装置的序贯治疗:一般静脉镇痛装置使用至术后 2~3 天,手术创面大、疼痛剧烈的患者可延长至术后 5~7 天。停用镇痛装置以后,及时转换为口服镇痛(阿片类 + 对乙酰氨基酚 +NSAIDs),维持 2~4 周。使用非选择性 NSAIDs 时建议加用胃黏膜保护剂。

3. 护理

(1) 术后评估:麻醉护士、外科护士每天各进行 1 次疼痛评估。注意观察镇痛相关副作用,并报告外科医师。疼痛评分≥4 时,应通知外科医生进行处理,并再次评估。

(2) 患者术后安返病房,患者不可自行翻身,不要自行屈伸髋关节、膝关节。

(3) 遵医嘱患肢穿矫正鞋,保持外展中立位,防止假体脱位(图 2-8-2)。

(4) 翻身一定要在医护人员在场指导下进行。人工半骨盆置换或髋臼周围肿瘤术后,翻身时应有专人托扶患侧肢体,两腿间加垫棉垫,以保持髋关节外展中立位(两腿劈开、脚尖朝前),并轴向翻身,这样可以最大限度避免髋关节脱位发生(图 2-8-3,图 2-8-4)。

(5) 告知患者,翻身前 10~15 分钟可提前按压镇痛装置按钮,以减轻翻身所带来的疼痛。

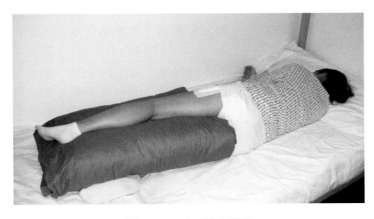

图 2-8-4　术后轴向翻身

（6）告知患者咳嗽时，可用双手按扶腹部及伤口或用软枕抵住腰骶部，以减轻咳嗽时振动带来的疼痛，也可提前按压镇痛装置按钮加强给药一次。

4. 镇痛相关并发症的处理

（1）术后恶心呕吐：该类手术患者术后发生恶心呕吐的几率较高，其原因是多方面的。术前即存在阿片类药物耐受、术后阿片类药物需求量大、疼痛剧烈、患者自身因素等，均可导致术后恶心呕吐。其预防和治疗为多模式的，可综合应用 5-HT$_3$ 受体抑制剂（昂丹司琼、托烷司琼等），甲氧氯普胺、氟哌利多、地塞米松等（详见第一章）。另外，需要适当输血补液，避免贫血、低血容量、低血压；必要时暂停术后静脉镇痛装置的背景输注。

（2）镇痛不全：对于严重镇痛不全的患者，需要麻醉医生和外科医生会诊制定镇痛策略。

（3）阿片类药物相关的其他不良反应：如镇静、呼吸抑制、尿潴留等，需要加强术后生命体征监护，必要时请麻醉科会诊。

表 2-8-1　骨盆骶骨手术术后镇痛工作流程图

	术前	术中	POD1	POD2	POD3	备注
外科医师	手术方式、同时提出镇痛要求及术后康复要求；对严重疼痛的患者进行镇痛治疗	体位保护，术中保护软组织和神经，术毕切口局部浸润	制定患者下床活动计划；适当补液；处理镇痛并发症；开始加巴喷丁治疗	指导患者下床活动；了解患者肠功能恢复情况；处理镇痛相关并发症	停止使用静脉 PCA 泵后，对于有镇痛需求的患者，及时转换为口服镇痛	
麻醉医师	介绍麻醉方式、镇痛方式、可能副作用；了解患者疼痛情况及药物治疗	全身麻醉，术中充分镇痛，必要时行神经阻滞	注明镇痛方式；交代术后注意事项；处理镇痛相关严重不良事件	必要时随访	必要时随访、会诊	
麻醉护士	负责病房护士疼痛培训	协助神经阻滞，配置镇痛装置	每天 1 次镇痛评估，经授权处理镇痛相关副作用，并上报 APS 负责人	每天 1 次及以上的疼痛评估，经授权处理镇痛相关副作用，并上报 APS 负责人	每天 1 次及以上的疼痛评估，经授权处理镇痛相关副作用，并上报 APS 负责人	
病房护士	介绍疼痛评分方法、康复时机和方法、术前注意事项	/	每日 1 次疼痛评估；了解有无镇痛副作用；必要时向医生汇报；指导患者体位及翻身	每日 1 次及以上的疼痛评估；指导患者术后锻炼；指导患者体位及翻身	每日 1 次及以上的疼痛评估；指导患者术后锻炼；指导患者体位及翻身	

（张庆芬　杨　毅　赖珺璟　曹培春）

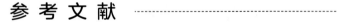

参 考 文 献

1. Anderson MR, Jeng CL, Wittig JC, et al. Anesthesia for patients undergoing orthopedic oncologic surgeries. J Clin Anesth, 2010, 22 (7):565-572.

2. Chou R etc. Management of Postoperative Pain:A Clinical Practice Guideline From the American Pain Society, the American Society of Regional Anesthesia and Pain Medicine, and the American Society of Anesthesiologists' Committee on Regional Anesthesia, Executive Committee, and Administrative Council. J Pain, 2016, 17 (2):131-157.

3. Weinbroum AA. Superiority of postoperative epidural over intravenous patient~controlled analgesia in orthopedic oncologic patients. Surgery, 2005 Nov;138 (5):869-876.

第九章

产科手术

产科手术有很大特殊性,关系到一人两命(甚至多命)。产后恢复中既要关心产妇的康复,又要顾及泌乳不受影响。

一、术后疼痛分布及疼痛强度

剖宫产术后的急性疼痛,是子宫收缩内脏痛和腹壁切口躯体痛的复合性疼痛。剖宫产术后疼痛 NRS 评分为 5~7 分,属于中、重度疼痛。

二、康复目标

术后尽早开始哺乳,6 小时后尽早下地活动。术后 6 小时进食免糖免奶半流食,待肠功能恢复排气后,过渡为普食。

三、多学科围手术期镇痛管理的实施

(一)术前准备

1. 麻醉医生 根据患者健康状况、相关病史、血小板计数及凝血状况制定术中麻醉方法和术后镇痛方法。访视患者并交代术后预计疼痛程度和可选择的镇痛方法。

2. 产科医生

禁食:接受择期手术的患者应根据食物类型禁食固体食物 6~8 小时。

禁水:对于接受择期手术的非复杂妊娠患者,麻醉诱导前 2 小时可摄入清液体。

对于具有其他误吸风险的分娩患者(如糖尿病、病态肥胖、困难气道等)、或者手术分娩风险较高的患者(如胎儿心率异常),应限制经口液体摄入,限制程度根据患者临床状况而定。

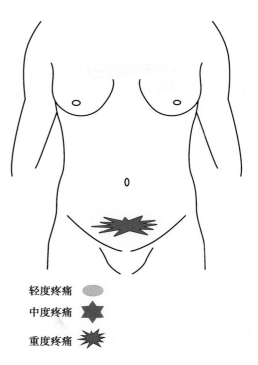

轻度疼痛
中度疼痛
重度疼痛

图 2-9-1　剖宫产术后疼痛分布与强度

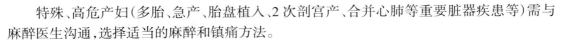

特殊、高危产妇(多胎、急产、胎盘植入、2 次剖宫产、合并心肺等重要脏器疾患等)需与麻醉医生沟通,选择适当的麻醉和镇痛方法。

3. **病房护士** 术前宣教,向患者介绍可能使用的镇痛措施;指导患者如何进行疼痛评分。

(二) 术中减低围手术期应激和疼痛的措施

1. 麻醉管理

(1) 预防仰卧位低血压。

(2) 麻醉及手术期间充分补液(合并心脏病的患者应慎重),备好血管活性药物(首选去氧肾上腺素),防止麻醉引起的血压显著下降。

(3) 建议椎管内麻醉平面至 T4~T6 水平。腰硬联合麻醉腰麻平面不足时,硬膜外及时用药。

(4) 胎儿娩出后应用缩宫素时密切监测血压心率变化。

(5) 积极预防术后疼痛:

1) 术中留置硬膜外导管时,手术结束前经硬膜外给予镇痛负荷剂量:局部麻醉药(2% 利多卡因或 0.5% 罗哌卡因)5~8mL(可加:吗啡 1mg)。

2) 全身麻醉时,胎儿娩出后静脉及时追加镇痛药(阿片类镇痛药:舒芬太尼 0.2~0.4μg/kg 或芬太尼 4~6μg/kg)。

3) 腰麻时经鞘内注入无防腐剂的阿片类药物,可起到良好术后镇痛作用,如吗啡 0.1mg,或芬太尼 1μg。

4) 手术结束实施双侧腹横肌平面阻滞,或髂腹下腹股沟神经阻滞。

2. 外科操作 未行椎管内麻醉的产妇,或无计划行腹横肌平面阻滞(TAP)或髂腹下神经阻滞产妇,可行切口局部浸润麻醉:0.5% 罗哌卡因 15~20mL。

3. 护理 麻醉护士了解镇痛方案,协助配置镇痛装置,登记镇痛单。

(三) 术后镇痛方案及管理

剖宫产术后镇痛额外需要考虑的问题包括:减少产妇的镇静程度,便于其与新生儿、家人及朋友的交流;药物是否经乳汁分泌;术后尽早让产妇下地活动,尽早开始母乳喂养。

手术所采用的麻醉方式经常影响到术后镇痛方法的选择,硬膜外自控镇痛、静脉自控镇痛、局部神经阻滞 + 口服镇痛均可达到良好的镇痛效果(剖宫产后常用镇痛方案见表 2-9-1)。

1. 麻醉科常选用的镇痛方法

(1) 硬膜外或腰硬联合麻醉时首选硬膜外自控镇痛 48 小时(PCEA,配方及镇痛装置设置见表 2-9-1)。不适合留置硬膜外镇痛装置时,术毕硬膜外导管拔除前可硬膜外单次应用吗啡 1~2mg。

(2) 全麻患者或单纯腰麻时可考虑腹横肌平面阻滞(或髂腹下神经阻滞)+PCIA(无背景量)或单纯的 PCIA(无背景量)。无计划行腹横肌平面阻滞的患者建议行手术切口局部浸润麻醉(手术医生实施)。

(3) 产妇恢复进食后可应用口服镇痛药(NSAIDs 为主)。

为降低新生儿药物暴露,应注意以下几点:

1) 使用最低有效剂量。

2) 在药物浓度峰值期间避免哺乳,在给药之前进行哺乳或者短期内不哺乳。

3) 选择乳汁转运比较低的药物。所有阿片类药物都可进入乳汁,哌替啶会代谢为有活

表 2-9-1 剖宫产术后常用镇痛方案 *

途径	药物配制	用药方法
椎管内镇痛装置	1. 0.15%~2% 罗哌卡因或 0.1%~0.15% 布比卡因 + 吗啡 60μg/ml	持续泵注：2ml/h（负荷剂量：局麻药 6~8ml+ 吗啡 1~2mg）
	2. 0.15%~0.2% 罗哌卡因或 0.1%~0.15% 布比卡因 + 芬太尼 2~4μg/ml 或舒芬太尼 0.4~0.8μg/ml 或吗啡 20~40μg/ml	负荷剂量：6~10ml，背景量：3ml/h，PCA 量：3ml，锁定时间：15min
椎管内单次	吗啡 1~2mg 吗啡 0.1~0.2μg	术毕时硬膜外用药 腰麻时
静脉单次注射	芬太尼 0.05~0.1mg 吗啡 2~5mg	仅用于严重的术后疼痛
	曲马多 50~100mg 凯纷（氟比洛芬酯）50~100mg*	用于术后中、重度疼痛
口服	布洛芬 600mg	术后可进食后每 6h 1 次
	对乙酰氨基酚 250~500mg	
	羟考酮 5~10mg	NRS>4 时
神经阻滞	0.25%~0.375% 罗哌卡因 20~30ml	双侧 TAP 阻滞或髂腹下神经阻滞

* 合并大出血的产妇禁用

性的去甲哌替啶，半衰期很长且与新生儿神经效应有关，因此最好使用低剂量（如防止寒战12.5~25mg）或尽量避免使用。芬太尼进入乳汁的比例低、半衰期短，再分布快，是哺乳期首选的阿片类药。与阿片类药物相比，NSAIDs 类药分子量大、蛋白结合率高、半衰期短、安全使用历史长、进入乳汁的量少。

2. 术后镇痛随访、补救镇痛、副作用治疗

（1）随访

病房护士每日随访：每日访视至少一次疼痛情况，镇痛副作用。

麻醉护士每日随访：留置镇痛装置产妇，麻醉科护士每日随访一次。

（2）应用神经阻滞或局部浸润阻滞患者出现明显宫缩痛时可选用 NSAIDs（表 2-9-1）。

（3）相关副作用处理

1）较常见恶心、呕吐：可应用组胺 5-HT$_3$ 受体拮抗剂：昂丹司琼 4mg 或托烷司琼 5mg，如仍不缓解，可加用地塞米松 5~10mg。

2）皮肤瘙痒：多由阿片类药物引起，停药后可自行缓解。亦可应用小剂量纳洛酮0.04~0.2mg 肌内注射。

3）首次下床活动需有人陪护，预防跌倒。

表 2-9-2 剖宫产术后镇痛工作流程图

	术前	术中	POD1	POD2	POD3	备注
产科医师	术前准备	减少手术创伤，术毕必要时伤口局部浸润麻醉	关注术后 NRS 评分，中重度疼痛时及时补救用药，并处理相关副作用，必要时与麻醉医生沟通			补救药：NSAIDs

续表

	术前	术中	POD1	POD2	POD3	备注
麻醉医师	术前评估,确定麻醉方式及镇痛方式,告知患者可能的并发症及副作用	腰麻;腰硬麻醉;TAP阻滞、髂腹下阻滞	了解术后镇痛效果,及时处理镇痛不足和(或)相关副作用			
麻醉护士		了解镇痛方案,协助配置镇痛装置	随访患者,确认设备工作正常,确保患者能够正确评估疼痛强度,记录患者疼痛评分及相关副作用	随访患者,处理相关副作用,确认设备工作正常	随访患者,停用镇痛装置,处理相关副作用	药物用完拔除或患者有需要时拔除硬膜外导管或静脉镇痛装置
病房护士	宣教术后NRS使用方法,鼓励患者术后自主汇报疼痛强度及副作用		随访、记录术后NRS评分及镇痛相关副作用,当出现中度以上疼痛时及时向外科医生及麻醉医生汇报			

（张　红　张晓红　李晓丹）

参 考 文 献

1. Practice Guidelines for Obstetric Anesthesia:An Updated Report by the American Society of Anesthesiologists Task Force on Obstetric Anesthesia and the Society for Obstetric Anesthesia and Perinatology. Anesthesiology. 2016 Feb;124(2):270-300.
2. 于布为,马虹,刘进等.产科麻醉临床指南(2008).《2014版中国麻醉学指南与专家共识》.人民卫生出版社.2014;119-129.
3. Bonnal A,Dehon A,Nagot N,et,al. Patient~controlled oral analgesia versus nurse~controlled parenteral analgesia after caesarean section:a randomised controlled trial. Anaesthesia. 2016 May;71(5):535-543.

第十章

日间手术

日间手术亦称非住院手术,国际日间手术协会将其定义为患者入院、手术和出院在1个工作日中完成的手术,除外在医师诊所或医院开展的门诊手术。近年来,日间手术因其快捷高效的特点在国内日益引起重视。日间手术原则上应选择那些手术简单、出血量少、对术后患者生理影响小、并发症少的手术(表2-10-1)。

表 2-10-1　适合在门诊进行的手术种类

科别	实施手术
口腔科	拔牙、复位、面部骨折
皮肤科	皮肤病变切除
普通外科	活检、内镜检查、包块切除、痔切除、疝修补术、腹腔镜下手术、静脉曲张手术
妇科	宫颈锥形切除术、扩宫和刮除术、宫腔镜、腹腔镜、息肉切除、输卵管结扎、阴式子宫切除术
眼科	白内障摘除、睑板腺囊肿切除、鼻泪管再通、斜视矫正、测眼压
骨科	前十字韧带修复、关节镜、拇囊炎切除、腕管松解、闭合减压等
耳鼻喉科	增殖体切除术、喉镜检查、乳突切除术、鼓膜切开术、息肉切除术、鼻整形术、扁桃体摘除术、中耳整复术
疼痛门诊	化学性交感阻断、硬膜外注射、神经阻滞
整形外科	基底细胞癌切除、唇裂修复、吸脂术、乳房整形、耳整形、瘢痕修复、鼻中隔鼻成形术、皮肤移植
泌尿外科	尿道手术、包皮环切术、膀胱镜检查、碎石、睾丸切除、前列腺活检、输精管吻合术

(摘自 Anesthesia,Miller R.D. 主编,第6版)

与传统门诊手术相比,日间手术需要麻醉技术的广泛介入,术后恢复的要求更高。疼痛是影响术后恢复和延迟出院的主要因素,也是患者再次入院的重要原因。日间手术成功实施的必要条件是充分的术后镇痛。由于日间手术患者术后需要早期离院,因此传统的阿片类药物自控镇痛和椎管内镇痛技术不适用于围手术期疼痛管理,术后镇痛应遵循最低有效浓度/剂量原则。

一、术后疼痛分布及疼痛强度

日间手术所涵盖的手术种类广,疼痛的部位与疼痛的强度也有差异。通常人们认为日间手术的疼痛轻微,但实际恰恰相反,30%~40% 的患者在术后 24~48 小时内伴有中到重度疼痛[1]。

影响日间手术术后疼痛的因素较为复杂。一般来说,年轻、男性、BMI 大的患者易出现重度疼痛。出现重度疼痛的患者往往其手术麻醉时间更长,且全身麻醉中芬太尼的用量更大。在 PACU,骨科手术患者重度疼痛的发生率最高,其后依次为泌尿科手术、普通外科手术以及整形手术。常见手术类型的平均预计疼痛强度总结见表 2-10-2。

表 2-10-2　常见日间手术类型的平均预计疼痛强度 *

无疼痛	轻度疼痛	中度疼痛	重度疼痛
麻醉下耳部检查	白内障手术	肛门手术	前交叉韧带重建
膀胱镜检查	鼓膜置管术 /T 管拔除 / 置入	根尖切除术	包皮环切术
口腔修复	前列腺穿刺活检	关节镜检查	子宫内膜去除术
	皮脂腺囊肿手术	腋窝淋巴结清扫	腹腔镜手术
	乙状结肠镜检查	乳腺肿物	痔切除术
	皮肤病变手术	掌腱膜挛缩症	疝修补术
	尿道手术	腕管减压	关节融合 / 截骨术
		宫颈 / 外阴手术	肩部手术
		宫腔镜 / 刮宫术	斜视手术
		中耳手术	睾丸手术
		麻醉下手法松解 ± 激素注射	扁桃体切除术
		阴道吊带	第三磨牙拔除
		曲张静脉手术	牙周深度刮治
		输精管切除术	
		非第三磨牙拔除	

(* 摘自 Association of Anaesthetists of Great Britain and Ireland;British Association of Day Surgery. Day case and short stay surgery:2. Anaesthesia. 2011 May;66(5):417-434.)

二、康复目标

尽快达到日间手术离院标准:
1. 患者清醒,无定向力障碍。
2. 呼吸、循环功能稳定,无异常出血,无手术专科异常情况。
3. 无严重恶心、呕吐、疼痛等并发症。

三、多学科围手术期镇痛管理的实施

(一) 术前

1. 麻醉医生

(1) 日间手术的麻醉医生术前访视应在门诊进行,访视内容包括:一般情况、外科疾病、并存的内科疾患、体格检查、必要的辅助检查结果。评估患者是否适合接受日间手术。原则上,应选择 ASA Ⅰ~Ⅱ级、年龄≤70 岁、手术时间≤2 小时、无严重系统性疾病、神志清楚的患者。

(2) 了解患者既往的疼痛病史,结合患者的手术、疾病状况初步制定术中麻醉方法和术后镇痛方法。交代术后预计疼痛程度,可选择的镇痛方法。向患者说明伤口之外可能的疼痛部位如咽部疼痛 1~2 天。识别那些在疼痛治疗方面可能有困难的患者,包括合并慢性疼痛、阿片类药物依赖以及术前严重焦虑的患者。

(3) 如无禁忌,术前即可开始应用对乙酰氨基酚和非甾体抗炎药(NSAIDs)。

2. 外科医生　嘱患者禁食 6 小时,禁清水 2 小时。部分手术需要备皮或要求患者在家自行备皮。

3. 护理人员　宣教日间手术的流程,指导患者掌握常用的疼痛评估工具(包括 VAS、NRS 和语言评价量表),说明可能采取的疼痛治疗措施、离院标准以及术后随访流程。

(二) 术中

1. 麻醉医生

(1) 日间手术的麻醉方法包括全身麻醉、局部麻醉、监测下麻醉、椎管内麻醉和神经阻滞麻醉。

(2) 全身麻醉应尽可能选用短效药物。相较于气管插管,喉罩通气对机体的刺激更小,术毕拔管更快,是日间手术全麻的一个较好选择。

(3) 局部麻醉应遵循"最低有效浓度,最短有效时间"的原则。

(4) 监测下麻醉(MAC)是介于全麻和局麻之间、镇静/镇痛与(或不与)局麻结合的一种麻醉方法。MAC 在日间手术及诊断性操作中的应用日益广泛。MAC 的基本监护标准与全麻一样,并要求麻醉专业人员始终在场。

(5) 椎管内麻醉可避免全麻的副作用如恶心、呕吐、眩晕、乏力等,术后镇痛效果好,但因其对运动、感觉和交感神经系统的残留阻断效应,可导致行走延迟、尿潴留等,从而导致出院延迟,一般用于老年人、不适合行全身麻醉或手术特殊体位使得全身麻醉下摆体位困难的患者(如俯卧位下痔切除术)。

(6) 外周神经阻滞不仅可提供良好的术中镇痛,也可满足术后急性镇痛的需求,其缺点在于运动阻滞后可能引起出院延迟以及延迟恢复日常活动的时间。因此,外周神经阻滞用于日间手术时应采用最低有效浓度,选择短效局部麻醉药如利多卡因,或选择感觉和运动阻滞分离的低浓度罗哌卡因。外周神经阻滞可单独应用,也可联合镇静镇痛替代一部分全麻。目前比较常用的外周神经阻滞总结如表 2-10-3。

表 2-10-3　不同部位神经阻滞适用的手术类型

不同部位的神经阻滞	适用手术类型
臂丛阻滞	上肢手术
臂丛阻滞 + 颈丛阻滞	肩部及锁骨手术
颈丛阻滞	甲状腺手术
血管周围"三合一阻滞"(股、闭孔、股外侧皮神经)	膝关节镜、前交叉韧带修复
踝神经阻滞	足踝部手术

续表

不同部位的神经阻滞	适用手术类型
腹横肌平面阻滞	下腹部手术
球后阻滞	眼科手术

(7) 根据所行手术的预期疼痛程度,术毕给予相应的镇痛药。无禁忌证的患者,轻度疼痛可给予非甾体抗炎药(NSAIDs),如氟比洛芬酯(50~100mg);中度疼痛可加用曲马多(50~100mg);重度疼痛可加用阿片类药物如芬太尼(0.05~0.1mg)或吗啡(0.1mg/kg)。需强调的是,由于阿片类药物易引起术后恶心、呕吐,故不宜单独应用,应在多模式镇痛中应用。

(8) 镇痛辅助药的应用。除止吐作用外,术前给予地塞米松(4~8mg)作为镇痛辅助用药可减轻术后24~72小时的疼痛。某些手术类型如疝修补术、乳腺手术、胆囊切除术易于发生术后慢性疼痛综合征。小剂量氯胺酮(0.1~0.5mg/kg)或加巴喷丁(600~1200mg)可预防痛觉过敏,减轻术后疼痛及阿片类药物用量,可酌情用于易于发生术后慢性疼痛综合征的患者。

(9) 采取预防术后恶心、呕吐的措施。女性、有晕动病史、腹腔镜手术、斜视矫正和流产手术是术后恶心、呕吐的危险因素,对于这类高危患者,可预防性使用地塞米松(4~8mg,麻醉诱导时给予)和 5-HT$_3$ 受体拮抗剂(昂丹司琼或托烷司琼,麻醉结束前给予),也可复合氟哌利多(0.6~1.25mg,麻醉结束前给予)。

2. 外科医生 尽可能选择微创手术。术中注意神经保护。尽可能避免应用导尿管、鼻胃管和引流管。术前和(或)术毕行伤口局部浸润强烈推荐用于所有日间手术的围手术期疼痛治疗,筋膜下浸润、壁腹膜浸润、皮下浸润或区域阻滞(field block)可减轻术后疼痛并减少对镇痛药的需求。

3. 护理 了解患者的术式及术中的镇痛药用量,与麻醉医师及外科医生沟通患者术后可能出现的问题,识别那些术后可能出现重度疼痛的患者。

(三)术后镇痛及随访

日间手术患者的术后恢复分为 3 期:第 1 期恢复在 PACU 观察床上保持卧位,需加强护理治疗,药物经静脉给予,陪伴人员不能进入。其恢复目标是生命体征稳定,保护性反射完全恢复,能按指令行动;第 2 期恢复在 PACU 的可下地活动区内,需一般护理,患者可经口进食进饮,可口服给药,但如病情需要可经静脉输液给药。陪伴人员可进入,并准备离院。恢复目标是达到离院标准;第 3 期恢复即完全恢复,离院后恢复。

1. PACU 镇痛方案 在 PACU,患者需要多模式镇痛方法,联合阿片类和非阿片类镇痛药作用于中枢和外周神经系统不同位点,以缓解疼痛,减少阿片类药物副作用,同时便于患者及家人在离院后自行处理疼痛问题。

术毕已经给予长效镇痛药的患者,若在 PACU 仍存在疼痛,可给予补救镇痛,包括静脉给予羟考酮(1~3mg/1~2 分钟,观察 5~10 分钟后进行疼痛评估,若效果不佳可继续给药,一般首次剂量范围为 2~10mg)或氢吗啡酮(成人常用量 5~10mg)、对乙酰氨基酚 / 可待因合剂、曲马多(50~100mg)、或吗啡(1~5mg 静脉或皮下注射)。

2. 出院后镇痛方案 日间手术中心可根据具体的手术类型,制定相应的出院带药方案(表 2-10-4)。如无禁忌,在术后 3~4 天应用对乙酰氨基酚、传统非选择性 NSAIDs 或选择性 COX~2 抑制剂可获得最佳临床效果。有部分患者可能需要术后规律服用镇痛药物 1~2 周。

还应指导患者在出现爆发痛时增加药物剂量,以及疼痛逐渐减轻时应逐步减少药物剂量。

表 2-10-4　出院带药方案

疼痛强度	出院带药
A 无	无
B 轻度疼痛	对乙酰氨基酚 1g qid/ 尼美舒利 0.05~0.1g bid/ 塞来昔布 100mg bid
C 中度疼痛	曲马多 50~100mg bid 或 tid(全天不超 400mg)/ 洛芬待因 2~4 片 bid/ 泰勒宁 1 片 qid
D 重度疼痛	吗啡 10~20mg qd/ 羟考酮 5mg bid po

其他缓解疼痛的措施包括冰袋冷敷患处,抬高患肢以及放松练习(如深呼吸)。

3. 评估、随访及反馈机制

(1) 离院时由护士填写出院核对清单。

(2) 同时采用口头以及书面的形式,指导患者应用疼痛评估工具评估自己的疼痛强度,向患者交代出院后可能出现的不良事件和药物副作用,以及需要再次就医的情况。

(3) 离院后 24 小时内电话随访。

4. 常见不良事件

(1) 在 PACU,日间手术患者局麻后的常见并发症主要是头晕;全麻后的常见并发症包括喉痉挛和心律失常。影响离院的主要因素包括头晕、术后恶心、呕吐、疼痛以及交感或运动阻滞延长。

(2) 患者离院后的常见并发症包括疲劳、术后恶心、呕吐和疼痛。

表 2-10-5　日间手术术后镇痛工作流程图

	术前	术中	POD1	POD2	POD3	备注
外科医师		神经保护,伤口浸润				
麻醉医师	麻醉门诊进行术前评估	术毕给予长效镇痛药,出院带药				
麻醉护士	宣教术后 VAS、NRS 使用方法		电话随访			
病房护士						

(许军军)

参 考 文 献

1. Beauregard L, Pomp A, Choinere M. Severity and impact of pain after day~surgery. Can J Anaesth, 1998;45(4): 304-311.